ナイチンゲール、ドラッカー、クリステンセンに学ぶ

看護イノベーション

あなたも組織も元気になる
今日からできるアイデア満載！

松村啓史
Hiroshi Matsumura

MC メディカ出版

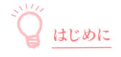 はじめに

　この本では、看護のイノベーションを以下の4つの方向で考察します。

1. 看護は未来産業

　日本の医療・看護は、まれに見る高いクオリティを維持しながら、低い医療費で効率的なサービス提供を行っています。ところが、過去と現状のデータばかりに目を奪われた報道や論文は、未来を悲観的にしか捉えていません。たとえば急速な高齢化や医療費増大や深刻な医療スタッフ不足は世界的現象なのに、日本だけの特異現象のように捉えている点などです。

　特異的かつ悲観的にしか将来を捉えないと、視野狭窄になり、新しい新鮮な発想が湧いてきません。これからの医療は成人中心の従来型から高齢者中心へと新しくなることを考えると、高齢者医療や医療の真の効率化に積極的に取り組めば、高齢化は日本が世界最先端を走る強みになり得るのです。

　私が考えるポイントは4つです。
① CURE から CARE への大きなパラダイムシフト
② 患者さんの意識変革。医療従事者への依存型から自立型へ
③ 自然治癒力の発揮
④ 生活と医療の直結

　こう考えるとキャスティングボードを握るのは、明らかに看護です。看護は日本発の「未来産業」なのです。

2. ナイチンゲールのルネサンス

　私が世界の病院を訪問して感じるのは、日本の看護の質は世界一だということです。その理由は、ナイチンゲール精神が世界一浸透しているからです。一方、今、懸念されるのは、看護が多種多様な方法論で右往左往させられてしまうことです。今一度ナイチンゲール看護の原点に戻ってルネサンスを起こすことが大切です。

3. ドラッカーのときめきのイノベーション、クリステンセンのひらめきのイノベーション

　イノベーションとは、新しい技術ではなく、新機軸、新結合を土台としたデザイン革新です。それは、新しい「感情革命」です。

　AI（人工知能）がどんどん進む今だから、人間主体の心を掘り下げていくことこそが看護の主体となると考えています。2015年に日本看護協会が打ち出した看護の将来ビジョン「いのち・暮らし・尊厳をまもり支える看護」に表わされているのは、世界に類を見ない新しい看護のイノベーションの時代です。

　本書では現場発イノベーションに必要な、ときめきを得るためのドラッカーのマネジメントを主軸とした経営哲学、ひらめきの発想に必要なクリステンセンの破壊的イノベーションを紹介しています。

4. 自分の元気がイノベーションの起点

　自分の元気を常に再構築して活力をみなぎらせることから看護イノベーションはスタートします。元気は、伝播します。自分の元気、やるきを鼓舞しない限りイノベーションは始まりません。

　本文の随所に、みなさんのイノベーションに役立ちそうな小さなコラムを入れました。

 イノベーション事例
　企業や病院など、さまざまな事例を紹介しています。

 イノベーションのアイデア
　私が考えたちょっとしたアイデアを紹介しています。

 今日からできるプチ・イノベーション
　あなた自身が今日からちょっと心がけることで何かが変わるかもしれません。

　この本を読んでぜひとも元気とやるきを起こしていただくことを願っています。

2017年7月

松村啓史

ナイチンゲール、ドラッカー、クリステンセンに学ぶ看護イノベーション

目次

はじめに ……………………………………………………………………… 2

1 今、看護にイノベーションが必要なわけ
～日本の看護は、「愛を基盤にした未来産業」

世の中で今、起こっていること …………………………………………… 6

2 イノベーションは常に進化する
～新しい仕事の価値を見つける

「感情革命」というイノベーション ………………………………………… 8
仕事の「価値」が変わる …………………………………………………… 10
本当の「仕事」をしていますか？ ………………………………………… 12
問題解決型ではもう間に合わない！ ……………………………………… 14
PDCAから「OODA」へ …………………………………………………… 15

3 「経済」と「幸福」の相関関係
～日本経済が発展してきた理由

日本経済の原点 …………………………………………………………… 17
現代企業に生きる日本経営 ……………………………………………… 20
幸福って何だろう？ ……………………………………………………… 21
経済発展は幸せにつながる？ …………………………………………… 23

4 歴史的イノベーターから学ぶ新しい価値の創造
～ナイチンゲール、ドラッカー、クリステンセン

歴史に名を残す3人のイノベーター ……………………………………… 24
ナイチンゲールが起こした看護イノベーション ………………………… 25
ドラッカーが起こした現場からのときめきのイノベーション ………… 30
クリステンセンが起こしたひらめきのイノベーション ………………… 37

5 これからの看護に必要なイノベーション
～イノベーションは、「ひらめき」「ときめき」「やるき」の三位一体

「活力ある現場」を作るには ………………………………………………… 40
日本の医療の課題を俯瞰する ………………………………………………… 43
CUREからCAREを実現できるのは看護の力 ……………………………… 43
患者さんのそばにいるからこその看護発、感情革命 ……………………… 45
「ひらめき」の戦略と実践 …………………………………………………… 46
「ときめき」の戦略と実践 …………………………………………………… 66
「やるき」の戦略と実践 ……………………………………………………… 75
困難に直面したら ……………………………………………………………… 88

6 病院のイノベーション事例

鼎談 HITO病院のイノベーション
～地域のニーズに応じた「病院発」のイノベーション ……………………… 90
兵庫医科大学病院看護部のイノベーション
～社会の流れと看護師のニーズに合わせた変革 …………………………… 100
愛媛大学医学部附属病院のイノベーション～院内売店のイノベーター … 103
魚沼基幹病院のイノベーション
～医療者不足の抜本改革、患者ニーズに沿った地域連携 ………………… 104

7 イノベーションを起こそう！
～イノベーションに役立つシート集

組織のイノベーションプラン ………………………………………………… 105
あなたのイノベーションプラン ……………………………………………… 112
イノベーションを成功させる ………………………………………………… 113

おわりに ………………………………………………………………………… 116
イノベーションに役立つシート集 ダウンロード方法 …………………… 119

1 今、看護にイノベーションが必要なわけ
～日本の看護は、「愛を基盤にした未来産業」

世の中で今、起こっていること

　今、日本は、人口減少、少子高齢化の中で、何か取り残された国のような印象をもたれている方が多いのではないでしょうか？　しかし私が世界を回って感じることは、日本はあらゆる点でイノベーション最先端国だということです。

　私は以下の4つの観点から日本のイノベーションの可能性を感じ、この本を書きました。

①日本は経済的にも文化的にも世界一の国
②日本の医療は費用的にも質的にも世界一
③日本の看護は世界一
④高齢者医療は世界一

　世界中でイノベーションが叫ばれている昨今、大きな潜在能力を持つ奇蹟の国は日本です。いろいろな自然災害にも秩序を保ちチームで協調して復興してきています。他人への思いやり、配慮に長けたおもてなしの国です。ただ、アピールが足りません。

　少子高齢化は世界現象です。そしてそれが稀有のスピードで進行している日本です。翻って見ると、最先端の高齢化対応国は日本です。高齢者用の商品・システムや医療における高齢化対応も抜群です。具体的な一例を挙げると「地域医療」や「低侵襲治療」です。

　一方、世界に目を向けると、世界経済は、ナショナリズム、セクショナリズム、エゴイズムが横行し、自利益優先の風潮です。従ってあらゆる組織が、短期の近視眼的になってきています。

　そのことによって引き起こされる間違った経済政策・経営戦略が、大きな所得格差社会を生んでいます。

経済・経営の基本はドラッカーの経営論です。すなわち「経営とは永続化」という理念が一番大切なことです。このドラッカーの経営哲学が世界一浸透しているのは日本です。なぜなら日本には創業100年以上の老舗といわれる企業がたくさんあるからです。世界最長の長寿企業「金剛組」（社寺建築の設計・施工・文化財建造物の復元、修理などを行う会社。飛鳥時代の西暦578年創業）も日本にあります。

　長寿企業の秘訣は3つです。それは、
①環境適応力に優れたイノベーションの力が組織にあること
②従業員を大切にする風土を持つこと
③社会貢献し続けていること
です。

　この本の主題である「医療」「看護」に目を向けると、ここにこそ日本の活路があります。

　医療は、世界戦略であり、地域戦略です。医療が、CUREからCAREへ変わる中で、日本の看護はあらゆる面で先駆的な対応をしています。言い換えると、「看護」そのものが、イノベーションを担う世界に向けての未来産業なのです。

　世界一ナイチンゲール精神が浸透して、質の高さを誇るのは日本の看護です。しかし今、心配な点は、看護全体が欧米を中心とする方法論に翻弄されていることです。方法論はブームであり、数年で消失してしまいます。

　今こそ看護の本質のナイチンゲール精神に立ち返り、イノベーションを起こす時代です。

　現実には、患者の高齢化によるモンスター化、患者・家族の理解不足などがあるでしょう。そんな中で看護師は、若手の燃えつき症候群、中堅の離職など大きな課題を抱えています。

　この本では、若手ナースからマネージャーまで幅広い層の方々を元気にして、知識と能力を高める看護のイノベーションを考えていきます。

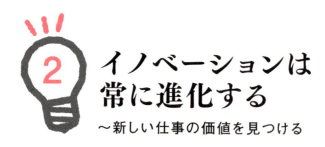

2 イノベーションは常に進化する
～新しい仕事の価値を見つける

「感情革命」というイノベーション

　イノベーションという言葉は経済学者のヨーゼフ・シュンペーター（1883-1950）が掲げた言葉です。コンセプトは、「新結合」または「新機軸」という「新しい捉え方」を示しています。

　これにジョン・クリス・ジョーンズ（1927-）の提唱するデザイン科学（design science）の観点を付加すると、大切なことはアートでなく、科学でもなく、タイミングだということです。タイミングとは、想像の「未来」を現実化して考えることです。具体的かつ緻密な洞察力が問われます。たとえば馬車が人の移動手段の時代に、人々にニーズを聞くと、全ての答えが「もっと早い馬が欲しい」でした。でもこれは既成概念で表面的なニーズであって本質ではありません。

　ニーズの本質は「より早く移動できる手段」です。従って車や機関車などの新しいテクノロジーに着眼しないとイノベーションは起きません。イノベーションとは、ものの捉え方・アプローチを変えることです。事務作業を含めあらゆる仕事にイノベーションはあるのです。

　このような観点から歴史を振り返ると、18世紀の産業革命によって生産現場の自動化や機械化が進みました。その後それらのシステムをどのように活用するかの観点で科学的な管理手法が発展しました。しかしそのことによって、人は生産システムの単なる歯車のような存在になってしまいました。つまり人間は機械に使われる存在になってしまったのです。このことはチャップリンの映画『モダンタイムス』に見事に風刺表現されています。

　これからますますAI（人工知能）化が進む中で、人間の仕事の位置付けは大きく変わってきます。その中で人間にできる大きな価値ある仕

事は機械・科学の限界を超えた「感情革命」です。

人間本来が持つ感情としての情緒・情感・感性・洞察はますます重要になり、感情革命としてのイノベーションが大切になります。その中には楽しみなどのエンターテイメントも包含されます。

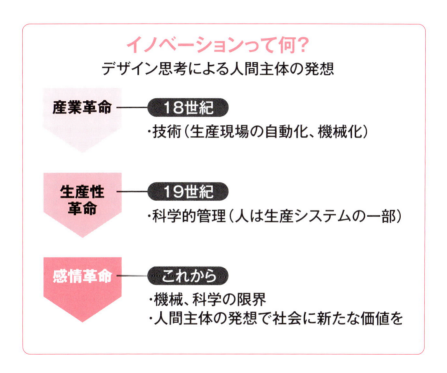

仕事の「価値」が変わる

　今後、人工知能が進む中で人間の仕事は著しく変わっていきます。人間の肉体労働や知的労働の多くは機械化あるいはロボット化、そして人工知能化されます。車の自動運転や新幹線のコンピューター作業、飛行機の自動運転などのように人間の仕事はどんどん減っていきます。

　これからは、仕事を新しい価値を生む「価値労働」に変えていく必要があります。つまり単純な「作業」から付加価値を生む「仕事」に変更させなければならないのです。その1つの方策が感情革命です。

　たとえば映画で考えると、ディズニーの『アナと雪の女王』は主題歌を観客全員で合唱するというイノベーションを起こしました。新海誠監督の『君の名は』は一人の人が何度も観るという現象と、「聖地巡礼」というアニメの舞台現場を見に行くという社会現象を起こしました。

　いずれも既成概念から飛び出した新たな付加価値を生みました。つま

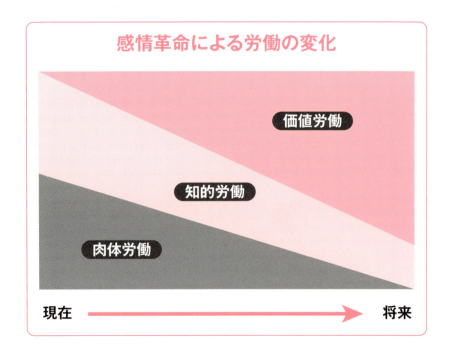

り価値労働がイノベーションを起こし、それがブームとなって大きな収益を生んだのです。価値労働は無限であり、そのタネは極めて身近にあります。

イノベーション事例　ゴミ箱のデザイン

感情革命としてのイノベーションの実例を紹介しましょう。

世界中でゴミはリサイクルの観点から分別廃棄が進んできています。

これまでは色分けした分別廃棄のゴミ箱が普及していました。このゴミ箱はわかりやすいのですが、あくまで廃棄処理側の発想です。捨てる人の感情は度外視されています。

従ってこれらに属しにくいタバコの吸い殻は、路上ポイ捨てで一向に減りません。可燃ゴミのボックスに入れると火災の原因にもなるため専用の廃棄ボックスが必要です。

ここで感情革命の観点から新しいゴミ箱のデザインが生まれました。

いろいろな設問形式で投票箱のように楽しみながらタバコの吸い殻を捨てるのです。この吸い殻ボックスならどちらが人気投票で優位か、一目瞭然でわかります。また、楽しみながら火を消して安全にタバコの吸い殻ゴミを捨てることができます。

このように小さな身近なことからもイノベーションのタネを見出せるのです。

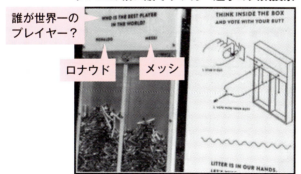

タバコの吸い殻でサッカー選手の人気投票

本当の「仕事」をしていますか?

では価値労働はどうすればできるのでしょう?

答えは「作業」をやめて「仕事」をすることです。その大きな違いは目的を持つか持たないかです。言い換えると、やっている行為の意味を知っているかどうかです。

たとえば、路上工事でドリルで道に穴を掘っている人に「何をしていますか?」と聞きます。

「穴を掘っています」と答えた人は「作業」をしています。

「新しい塔の建設のための基礎を作っています」と答えた人は「仕事」をしているのです。

作業はDuty(義務)で他人から言われた通りひたむきにあまり考えずにやることです。言い換えるとやって当たりまえのことで、負担はありますが、つまらないことが多いのが実情です。実際、現場は作業の塊です。

皆さんも周りのスタッフに「これやっておいて」などと作業をばらまいていると思います。人から言われたことやマニュアル通りにそのままやるのは規則通りの行動のみに焦点が当たり、当事者の思考停止を招きます。

マニュアルにしても作る人にはクリエイティブな「仕事」ですが、順守して実行する人には「作業」でしかありません。また、マニュアルは作りっぱなしが多いのが実状で、見直されないままの状況も多々見受けられます。マニュアルも実行する人が実態に即して見直し、ブラッシュアップするのであれば効果はあります。

仕事とは、Mission(使命)であり、現場に新しい価値を創造・提供することであり、付加価値のある活動で自分が成長する活動の総称です。大事なのは、目的を持って取り組むことです。

目的が明確ならば、自分で考え、自分の仕事に自分の色を出せます。まさにイノベーション活動です。名将といわれた野球監督の野村克也さんもこう言っています。「人生と仕事はイコール。自分は何のために仕事をやっているかということが明確でなければ創意工夫は生まれない」。目的を明確にして創意工夫する活動こそが仕事のイノベーションです。

「作業」と「仕事」

作業 Duty
- マニュアル（思考停止・規則通りの行動）
- やって当たりまえ

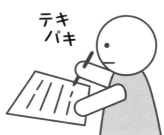

テキパキ

できてあたりまえ
やってあたりまえ

仕事 Mission＝目的を持って取り組む
- 付加価値のある活動
- 自分が成長する活動

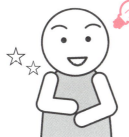

ああしたら
もっと役立つかも!

問題解決型ではもう間に合わない！

　感情革命で価値労働をするためには、想像の「未来」を現実化して考えることです。これまでのような、現状の問題解決型での議論や意思決定では、時代に取り残されます。現状分析してから仮説検証していたのでは、時の潮流に取り残されてしまいます。

　過去と現在の延長線上に未来はありません。未来は非連続の事象です。つまり想定外の予期せぬこと（Unexpected）が次々と起きます。それを見逃すと大きなリスクになってしまいます。

　未来志向のイノベーションは「観察共感型」の議論で観察を土台に未来を洞察し、起こり得る背後の本質を発見してそれを全員で共感することから生まれます。

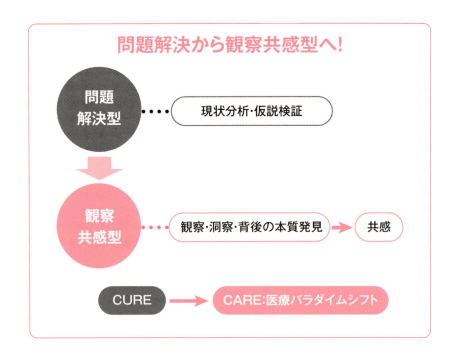

PDCAから「OODA」へ

これまで計画策定・実行においては、Plan（計画）・Do（実行）・Check（確認）・Action（対応）の4段階のプロセスが重要といわれてきました。これは極めて論理的で、一般に計画策定や行動管理に幅広く用いられています。

しかし現在は想定外の予期せぬこと（Unexpected）が頻発し、先の見えないことが多々あります。これを見逃すと機会損失になるばかりか新しいリスクが発生します。

想定外多発の今日の時代にはPDCAサイクルで計画策定時の検証をしても先は見えません。過去のフィードバックから先は見えないのです。

これからは未来予測つまりObservation（感知）の議論を行い、それをみんなでOrientation（評定）します。そしてそれをセンスメーキング、つまり意味形成によって情勢判断するのです。そしてDecide（決定）してAct（行動）します。

変化に対して正しいチームとしての決断を下し、素早く行動することが肝要です。

この方法論は、英語の頭文字をとって「OODA」といいます。

 イノベーション事例　**OODAを実践する病院事例**

OODAによる具体的なイノベーションを2つ紹介しましょう。

1つは、地域包括医療を地域住民目線で構築したカレスグループです。2016年4月に、北海道医療大学と社会医療法人社団カレスサッポロとが新法人「地域医療連携推進法人」を設立することに合意しました。現在の高齢化医療の中で、病院は、急性期医療に専門特化するとともに、生活習慣病などによる慢性患者の地域医療支援が必須です。急性期医療を担うカレスサッポロと慢性期医療を担う北海道医療大学の地域包括ケアセンターとが連携するということです。

カレスグループは、「原点から考えなおす保健・医療・福祉 ～地域の皆様

と共に創る"愛と信頼の輪"〜」を理念としています。「治す」と「支える」を基本に総合的に保健・医療・福祉サービスを提供する画期的な総合医療システムを提供しています。

　この未来構想のイノベーターが大城辰美理事長です。沖縄出身で構想力と行動力のみなぎった方です。このような地域包括医療構想の原点は、研ぎ澄まされた感性から生まれました。老夫婦が駅の待合で、都会に行った息子が迎えに来ると信じて待っている。けれどももう汽車は来ないという、さだまさしの「空蝉(うつせみ)」の歌詞から思いつかれたそうです。

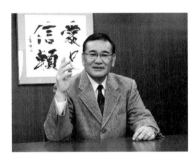

カレスグループ理事長の大城辰美氏

　もう1つは、彩の国東大宮メディカルセンターです。
　この病院は、アートとサイエンスが両立した画期的な急性期病院です。病院オープンとともにJCI（Joint Commission International：「医療の質と患者安全の継続的な改善」を目的とする国際的な医療施設評価認証機関）の認定を得ました。このイノベーターは、坂本嗣郎院長です。
　坂本院長は、大阪出身で、ユーモアと知性とビジネスセンス溢れた素晴らしいドクターです。大阪の病院長時代からディズニーのコンセプトを取り入れて患者さんや医療スタッフの対応を究められています。趣味は幅広く、旅行、車、テニス、特にラジコン操作は、プロです。先生の永遠の少年のような好奇心と感性が、イノベーションの原点なのです。

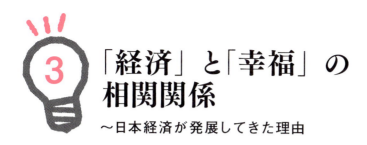

「経済」と「幸福」の相関関係
〜日本経済が発展してきた理由

日本経済の原点

　経済は、経世済民、すなわち「世をおさめて民をすくう」の略語です。一般の人々が経済の主役であり、一般の人々が繁栄することが経済発展の原点です。ところが世界経済をみると、経済発展は莫大な大金持ちと多くの貧しい人々を作り、格差社会を構造的に形成させています。強いていえば、世界で日本のみが中間層を主軸とした、経済発展となる庶民経済の国です。

　日本の経済の仕組みは江戸時代に生まれました。

　江戸時代の日本独自の経済誕生の背景として、徳川幕府による安定政権と信頼できる幕府貨幣制度がありました。その中で地域多様性を活かした特産品や地域の独自文化、独自の食生活が普及しました。

　また参勤交代制度により交通網ができ、同時に土木、陸運、水運という交通・流通・土建業も必然的に発達しました。このことによって地域の文化も同時に伝播しました。

　浮世絵・歌舞伎・三味線などの庶民文化や地域文化、芸事なども独自に生まれて発展しました。またそれらは、交通網を通じて日本全国に普及します。

　庶民の日常生活においては、朝昼夜の三食が定着し、外食も普及し、屋台・居酒屋なども生まれたのです。

　その産業構図を示すと、次の図のようになります。京都は古い都ですが独自の先端技術を持つ多くの会社があり、互いに連携を保つ地域で、いわば日本の研究開発拠点を担っていました。現在も独自の技術を持つ会社が多くあり、繁栄しています。

　全国各地では、独自の名産品が生まれ、長崎は貿易の起点として海外

との交流を行っていました。大坂（現在の大阪）は、商売、物流の集積地として大いに栄えました。江戸は消費・ビジネス・マーケティングの中枢として大いに発展しました。

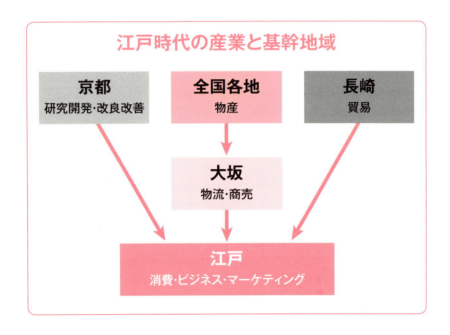

　このように地域特性の役割が明確でした。そして、それぞれが連携することによって共存共栄したのです。
　そんな中、今日に活きるビジネス哲学も江戸時代に生まれました。「先義後利」という儒学をベースにした経営の根本理念は、大文字屋（現大丸松坂屋百貨店：Ｊ．フロントリテイリンググループ）の業祖・下村彦右衛門によって江戸時代に作られました。
　これは、「義を先にして利を後にする者は栄える」という概念で、企業の利益は、お客様・社会への義を貫き、信頼を得ることでもたらされるとの意味です。つまり「顧客第一主義」「社会貢献」を行っている会社は栄えるということです。

同じく「三方良し」つまり、売り手良し、買い手良し、世間良しの概念も江戸時代に浸透・発展しました。どの優良会社も貫いていたのは、本業と社会貢献をおろそかにしないということです。

また、江戸時代はまさに世界のエコロジーの原点です。経済とはエコノミーであり、エコロジーと同義の循環型社会を作ることをいいます。エコロジーは3R（リユース・リサイクル・リデュース）をその方法論としています。

江戸の社会では、全く無駄がありませんでした。江戸は、まさにエコの原点です。ものを大切にする「もったいない」の哲学がありました。着物や浴衣は仕立て直して何度も大切に使いました。古くなると寝巻や下着にし、そしておむつにして、使い古すと雑巾にしました。

とことん使いきると火力燃料として燃やします。燃えがらは灰となり、肥料となります。その肥料で新たに綿花などを栽培して着物の原材料にします。まさに理想的な循環型社会です。

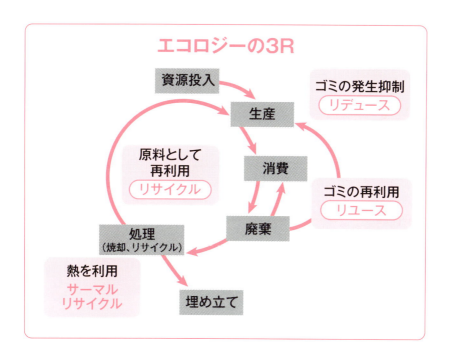

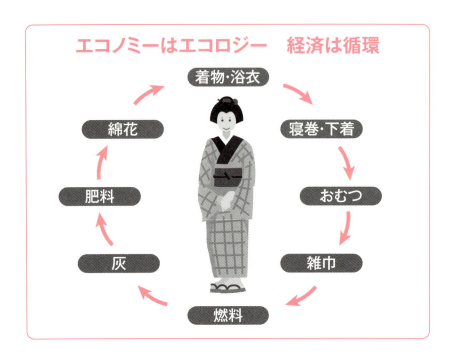

現代企業に生きる日本経営

　先に述べたように、循環型社会を築く経営が真の経営です。ドラッカーの経営哲学の目標は「目先の利益」でなく「会社の永続化」です。企業や組織はゴーイング・コンサーン、すなわち継続企業を目指すということです。企業・組織にとっての継続とは「人材育成」です。

　江戸の経営哲学を活かし、明確な経営指針を打ち出したのはパナソニックの創始者、松下幸之助です。江戸時代からの日本の経営哲学である「顧客第一主義」「社会貢献」さらに「愛社精神」を貫きながら、継続企業として人材育成を掲げています。

　それは「世のため人のためになり自分のためになるということをやっていると必ず成功する」という社会・顧客・愛社の精神。「松下は人を造っている。ついでに電気製品を作っている会社」という人材育成第一の精神です。

幸福って何だろう？

　ここで、幸福について考えてみましょう。「何が人を幸せにするか？」についてハーバード大学の素晴らしい研究発表があります。

　膨大なデータ解析で、ハーバード大学に在学した268人の人生を75年間追跡したものです。それによると幸せには3つの要素があります。

　①健康
　②老年期の幸福
　③温かな人間関係

です。

　きわめて素朴でシンプルで明確で、本質的な結果でした。そして総括的な幸せの定義は、こうでした。

　「幸福とは愛。それ以上の何物でもない」

　人はどうしても表面的な事象、すなわち、富や名誉を得ることが幸せだと思い込みがちです。

　しかしそれは間違いであり、「幸福とは、豊かな人間関係と愛」であるということです。

　1つの実例を紹介しましょう。p.22下の図は宝くじで6億円が当たった人の日常スケジュールです。高い家賃の家に住み、得た資産で個人投資家として株の運用を職業とし、DVD鑑賞とゲームに明け暮れる生活です。

　私には、ここに、「愛」や「やりがい・使命」「成長」は、見出せません。幸福とかけ離れた儚い日々のような気がします。一見、万全に思える大きな経済基盤を得てもそこには安住があるだけでつまらない日々なのです。

「何が人を幸せにするか?」3つの要素

- 健康
- 老年期の幸福
- 温かな人間関係

幸福とは愛。それ以上の何物でもない

ハーバード大学に在学した268人の人生を75年間追跡

こんな生活が幸せ?

ある6億円当選者の現在

| 家賃 | 53万円 | 職業 | 個人投資家（株の運用） |

ある日のスケジュール

8時 9時	12時 13時		20時 21時	23時
起床 / テレビ＆動物のDVD鑑賞	友人とランチ（平均予算千円）	友人とゲームセンター	牛丼屋で食事 / 再びゲームセンター	帰宅＆就寝

経済発展は幸せにつながる？

　下図は経済発展の指標として一人当たり実質GDP上昇が人々の幸福の向上につながっているかを調べた米国の総合社会動向調査の表です。

　1975～1995年の20年間で一人当たり実質GDPは1.5倍に伸びましたが、平均幸福度は全く変わりません。つまり先進国においては経済発展＝幸福ではないのです。

　人々は必死になって経済発展を求めますが、それは幸せには直結していないのです。

　経済発展と幸福は別物です。

　真の幸福につながる経営イノベーションについても、この後本書で追及していきます。

アメリカ総合社会動向調査

年	平均幸福度	実質GDP／人
1975	2.20	$22,592
1980	2.20	$25,640
1985	2.22	$28,781
1990	2.23	$32,112
1995	2.20	$34,111

シカゴ大学全国世論調査センターデータより

4 歴史的イノベーターから学ぶ新しい価値の創造
~ナイチンゲール、ドラッカー、クリステンセン

歴史に名を残す3人のイノベーター

　ここでイノベーションの原点であるナイチンゲールとドラッカーとクリステンセンの共通点を見てみましょう。

　3人とも俯瞰的な客観性と優れた洞察力を持って実践する、常に「現場」「スタッフ」「現実」に真摯に向き合い日々情熱的に全力で挑戦した方々です。

3人のイノベーター

フローレンス・ナイチンゲール（1820-1910）
「ナイチンゲール精神」＝「回復過程の支援」を浸透させた
「白衣の天使とは、人の嫌う仕事を果たし、めったに感謝されない人たち」

ピーター・ドラッカー（1909-2005）
「ドラッカーの経営論」＝「経営とは永続化」を浸透させた
「世の中を変えるのは、立派な政治家や学者や、経営者ではない。日々現場で働いている人たちだ」

クレイトン・クリステンセン（1952-）
「クリステンセンのイノベーション」＝「Jobs to be done」を具体的に実践
「大切なことは、顧客を知ることではなく、顧客が行うべき用事（Jobs）を知ること」

また3人とも結果として強烈な「運」を持っています。運を持つとは仕事に没頭して、徹底して深く追求することです。自分で視野を広く持ちながら現場の細部にこだわって、そこに宿るひらめきを自分の下に運ぶことです。その際の障害や困難はあって当たりまえです。その時々に起こる困難は、自らが成長する第一歩と理解して勇気を持って挑戦していきましょう。挑戦することで運はやってくるのです。

ナイチンゲールが起こした看護イノベーション

　ぜひ訴えたいことは、ナイチンゲールをイノベーターの観点で見直して、日本発の看護イノベーションを起こそう、ということです。

　看護の原点は、「回復過程の支援」ですが、ナイチンゲールの『看護覚え書』を読んでよく考えると「看護こそが一瞬たりとも人に貢献しない時間はない、愛を基盤とした最高の仕事」であるということがわかります。

　ロンドンのセント・トーマス病院というナイチンゲールが勤務した病院の横に小さな佇まいのナイチンゲール・ミュージアムがあります。そこにはナイチンゲールが実際に使ったランプや飼っていたペットの梟の剥製があります。また数々の書物や写真、大事なコメントが凝縮されています。

　イノベーターの観点から考察するとナイチンゲールは看護師であり、素晴らしい科学者であり、秀でた統計学者であり、教育者であり、病院建築家でした。今日の病院の原型の一部はナイチンゲールが設計したといっても過言ではないでしょう。

「白衣の天使とは、人の嫌う仕事を果たし、めったに感謝されない人たち」

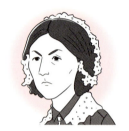
Florence Nightingale

　また、ナイチンゲールは、現場観察から数々の発明をしています。たとえば食事リフト、湯パイプ、ナースコールなどは、ナイチンゲールが考案したものです。
　「ナイチンゲール看護学校」や、ナイチンゲール基金を創設し、看護学校卒業後も高い給与を看護師に与えて社会的ステータスを上げました。
　一方で「看護師は、花を愛する心が必要」と明言し、実務だけでなく、感性や芸術面での啓発も促していました。さらに音楽にも造詣がありました。
　赤十字社の創設にも大きな影響を与えています。赤十字社の創始者アンリ・デュナン（1828-1910）は、著書『ソルフェリーノの思い出』の中で「赤十字社ができたのは、ナイチンゲールという見本があったから」とナイチンゲールの活動を称賛しています。

「看護覚え書」の章立て

1. 換気と保湿
2. <u>住居の健康</u>
3. 小管理
4. 物音
5. 変化
6. 食事
7. 食物の選択
8. <u>ベッドと寝具類</u>
9. 陽光
10. 部屋と壁の清潔
11. からだの清潔
12. おせっかいな励ましと忠告
13. <u>病人の観察</u>

　上の表は、ナイチンゲールの不朽の名著『看護覚え書』の章立てです。一貫した看護思想は、患者さんが本来持つ自然治癒力の復活です。宇宙の波動・リズムと生命体としての人間の生命力を追求した本です。

　特に下線をひいた箇所が重要です。つまり「住居の健康」であることと「ベッドと寝具類」を整えて安眠環境を作ること、そして何より「病人の観察」の日常業務の重要性を説いています。

　結論は、「適切な看護ケア」は病人の病気からの回復を促進するということです。さらにとても大切な看護の観点を示唆しています。それは、"「良い援助」は、相手の「持てる力」（潜在的な能力）を向上に導くが、援助を誤ると、相手に依存心を植え付け、相手の「持てる力」「向上心」を奪う。"ということです。

　これは人材育成でもそのまま当てはまることです。

1. 日本の看護の礎となったナイチンゲール思想

　世界の病院を訪問して感じることは、日本ほどナイチンゲール思想が深く浸透している国はないということです。杉田暉道(きどう)他著『看護史』によるとナイチンゲールに面会した日本人は石黒忠悳と佐伯理一郎、津田梅子、安井てつの4人だそうです。

　この4人がナイチンゲールの影響を受け、日本にナイチンゲール思想を植え付けた開拓者です。石黒忠悳(ただのり)は、医学向上のため、日本赤十字社社長として陸軍に女性による看護を導入しました。

　佐伯理一郎は、医師として病院運営に携わりながら京都看病婦学校の運営に参画しました。そしてナイチンゲールの科学的かつ愛に満ちた精神の看護教育を活用しました。

　津田梅子と安井てつは、女子教育の発展に大いに貢献しました。津田梅子は津田塾の創始者として著名です。ナイチンゲールと面談したときには、津田梅子30代半ば、ナイチンゲールは80歳近くでした。

　彼らの活動の結果、ナイチンゲール看護教育は1885年（明治18年）に見事にキッチリと日本に導入されました。この初期継承が素晴らしいのです。言い換えると日本の看護教育は、病院付属の看護婦養成所において、ナイチンゲールによって創造的に開始されたものです。

　その後、日本の看護教育は、明治維新以降の諸外国との外交の中で推進されました。そして理想的人物像として、ナイチンゲールは修身教科書にも登場し、子どもたちの道徳教育に大きく影響しました。修身教科書の24〜26章と3章も割いてナイチンゲールを紹介しているのです。それにより、「素晴らしい人」「素晴らしい女性」として子どもたちの心に沁みました。「生き物への憐れみ」「親切」「博愛」という貴重な人間としてあるべき基本概念が日本人に植え付けられたのです。

　ナイチンゲール没後、日本でも世界でも『看護覚え書』は埋もれてしまいましたが、1965年頃、『看護覚え書』をはじめとするナイチンゲールの膨大な著作と、そこに秘められた「看護の原理」やその基盤の「生命哲学」とに強い関心を寄せ、「ナイチンゲール思想」の本格的な研究

に取り組む研究者が台頭しました。
『看護覚え書』の5人の訳者、湯槇ます、薄井担子、小玉香津子、田村真、小南吉彦です。1968年に現代社版『看護覚え書』（翻訳第1版）が出版され、本格的かつ組織的な「ナイチンゲール研究」が開始されました。

2. 看護師こそ自身の自然治癒力を大切に

　ナイチンゲールの原点としての看護イノベーションとは、観察を軸とした愛で患者さんの自然治癒力を引き出すことです。人間は宇宙の法則で生きています。いわゆるサーカディアンリズム（circadian rhythm）という概日リズムで宇宙の良い波動を受けて生活しています。ナイチンゲールは1873年の論文でこう述べています。「森羅万象は、その最小の微細に至るまで神の法則によって支配されている。それは結果として表れる。ほんの些細な行為やほんのわずかな感情の動きさえ、それは偶然ではありえない」。それを踏まえて、きれいな空気・温度・光・水・静けさ・安眠が「生命維持＝自然治癒力」の根源だといっています。
　まずこの極めてシンプルで重要な基本に眼を向けてみましょう。
　ナイチンゲールは看護師についてこういっています。
「看護の仕事は、快活な、幸福な、希望に満ちた精神の仕事。犠牲を払っているなどとは決して考えない、熱心な、明るい、活発な女性こそ、本当の看護師」（現代社『看護覚え書』より）。
　看護師は自分自身についてもサーカディアンリズムを把握して自然治癒力を日々高める必要があります。ところが懸命に働けば働くほど、ポジティブな考えがいつのまにかネガティブになります。そんな時は、日々このナイチンゲールの言葉を思い出してください。
　犠牲を払っているなどとは決して考えない、熱心な、明るい、活発な人こそ、本当の看護師だということです。
　現実にはなかなか難しいですが、自分自身への看護も必要なのです。

ナイチンゲールの看護イノベーション

- 愛で「自然治癒力」を引き出す
- 宇宙の波動・自然の日常を再構築

きれいな空気・温度・換気・採光　　水、下水の整備
静かさ　変化　チームワーク:リーダーシップ
食事:体調と栄養バランス　　安眠
清潔　清拭　排泄　おせっかい＜観察

ドラッカーが起こした現場からのときめきのイノベーション

　ドラッカーは日々の日常業務の中でイノベーションのタネを見つけて育むことを教えてくれました。「神は細部に宿る」というのです。つまり現場でのイノベーションのタネの発見とその対応・実現への継続したチームワークでの「創意工夫」が結果として大きなイノベーションを起こすのです。

　創意工夫の根底には、勤勉性があるとドラッカーはいっています。

　勤勉性とはトップダウンで上から指示されるのでなく、主体的に各自が考えてみんなで話し合って実行に移す風土です。

　第二次世界大戦後の当時の首相・吉田茂の言葉が象徴的です。「戦争で日本は、全てのものを失った。しかし我々には、誇るべきものが残っている、それは勤勉性だ」。

日本は、数々の独自のイノベーションを起こしてきました。

その例はNHKが以前放映していた番組「プロジェクトX」で数多く紹介されていました。たとえば、最前線で働く縁の下力持ちがやりがいを持ってイノベーションのタネを見つけ、居酒屋で飲みながらそれについて話し合い具体化したチームワークのような例が、勤勉性だということに気付かされました。

ドラッカーも日本のそういった事例に着目し、日本が大好きでした。日本人もドラッカーが好きで、特に経営層には神のような存在です。

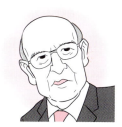

Peter Ferdinand Drucker

「世の中を変えるのは、立派な政治家や学者や、経営者ではない。日々現場で働いている人たちだ」

イノベーションは、単発的・単純な発想・行動では起こせません。

一番のポイントはたゆみない変革の「継続性」です。そのための原動力は、日常業務での創意工夫です。この創意工夫を、関連するあらゆる部署で日々起こせる体質作りが大切です。

でも日常の定例業務に追われていると目前のことに追われて、気が付くと何も変わらない日々を過ごしてしまいます。

何から考えればいいのかわからないまま放置すると、大事な新しい課題は後回しになりがちです。課題や目標は、優先順位をつけて取り組むことが大事です。得てしてやりやすいことに目を奪われて、楽で優先順位の低いことに埋没してしまいます。そうするといつの間にか、環境変化についていけず、危機的状況に陥ります。

ダーウィンが『種の起源』で説いているように、一番強い生物は環境適応力のある生物なのです。環境変化を洞察してチームワークを発揮し、

いち早く行動することがイノベーションです。

　こういったイノベーションを起こすリーダーシップを提唱したのがドラッカーです。危機的状況に陥る前に、未来の可能性を見出し広げるリーダーシップです。

　ドラッカーは「企業が売っていると信じているものを、顧客は買っていない」という言葉を残しています。機会を見逃すことが最大のリスクです。

　機会を見つけて全員で共有することこそがイノベーションのスタート地点、つまり「ときめき」です。これが組織風土に変わっていくのです。ドラッカーのイノベーションは、「ときめき」のイノベーションです。ナイチンゲールのいう観察を基盤としたチームワークのイノベーションも「ときめき」のイノベーションです。

　ドラッカーはこう言っています。

「イノベーションを行うには機会を分析すること。イノベーションのための次の7つの機会を徹底的に分析しなければならない」。

　では、ドラッカーが紹介したときめきの機会の見つけ方を紹介しましょう。

イノベーションのための7つの機会

1. 予期せぬことの出来事
2. ギャップ認識
3. ニーズの明確な存在
4. 産業構造と価値観の変化
5. 人口構造の変化への迅速な対応
6. 認識の変化＝ものの見方、感じ方、考え方の変化
7. 新しい知識の出現

1. 予期せぬことの出来事

　予期していない成功や失敗は日々着実に起きます。日常にある大事なイノベーションの機会が、得てして見逃されたり対応されていないのです。

　IBMは当初、科学計算用にコンピューターを作り、高尚な研究学問をその使い道と考えていました。しかしユーザーがコンピューターをもっと日常的に使いたいと思っていることに気付きます。それは、給与計算などの単純業務でした。ハイレベルな使い道にばかり目を奪われていたIBMはすぐにこのニーズを感知し、社員がときめきを共有して対応しました。そして初心者向けの簡単な日常業務用のコンピューターを開発しました。それは、個人用のパーソナル・コンピューター、つまり「パソコン」で、これが市場を拡大して大成功を収めるのです。

 イノベーションのアイデア　**外に出る看護**

　これからの看護は、急性期のCUREだけでなく、地域に根ざしたCAREの観点が必要です。また一般成人の看護でなく、高齢者看護の観点も必要です。認定看護師や専門看護師の方々は、急性期病院から外に出るニーズが高まってきます。そこに予期せぬニーズが宝の山のようにあります。

2. ギャップ認識

　ギャップは4つに区別されます。
①**業績ギャップ**＝製品やサービスなどの市場や需要が伸びているのに業績が悪いケース。病院でいうと忙しいのに利益があがらないケースです。
②**認識ギャップ**＝職員が現実を見誤り、起きている現象を錯覚しているケース。
③**価値観ギャップ**＝提供価値と、顧客の必要価値との間に違いが出るケース。患者ニーズと看護サービスが食い違っているケースです。

④**プロセス・ギャップ**＝一連のサービスのプロセスの中で、ボトルネックがあるケース。つまり困難な部分があるケース。看護サービスが一貫せず途切れてしまうケースです。

3. ニーズの明確な存在

ニーズは、多岐にわたります。一般的で誰にでもわかるニーズは、大抵はたいしたニーズではないのです。ニーズは、具体的で的確なものです。それを観察で見出して対応します。看護の観察の目こそが、ニーズ発見・発掘の原動力なのです。

ニーズは3つに大別できます。

①**プロセス・ニーズ**＝上記のプロセス・ギャップから生じるニーズ。
②**労働力ニーズ**＝労働力不足への心配から生まれるニーズ。工場の自動化・オートメーション化・ロボット導入は、労働力ニーズの圧力があったためです。医療の分野でも介護ロボットの開発は、介護力ニーズの圧力があったためです。
③**知識ニーズ**＝新しい知識やノウハウを必要とする場合、開発研究によって生み出されます。低侵襲手術は、開発研究によって多大な周辺知識が蓄積され、大きく普及しています。

4. 産業構造と価値観の変化

自動車産業で振り返ってみると、第一のイノベーションは、20世紀の初頭に訪れました。自動車は金持ちだけの贅沢品ではなくなり、大衆に広まりました。当時の大衆車の象徴であったフォード社の「T型フォード」はこの産業構造の変化で大きくイノベーションを起こしました。T型フォードで一気に自動車を一般大衆に普及させたのです。

第二のイノベーションは1960年代にやってきました。それは、自動車を移動手段と考えず、ドライブそのものを娯楽と考えるブームです。これに伴って高速道路やドライブインが数多くできました。ホリデイ・インなどのホテルチェーンもここにルーツがあります。今日のサービスエリアやドライブスルー、道の駅などもそうです。カップルのデートの

アイテムも車でした。

　第三のイノベーション、それは、グローバル化です。自動車メーカーは自国市場独占型の戦略を捨て、グローバル戦略に切り替える必要がありました。つまり大量生産によってコストダウンと品質向上を行う必要があったのです。この動きに真っ先に取り組んだのが日産、トヨタ、ホンダなどの日本の自動車メーカーです。本場米国の自動車メーカーであるGM、フォード、クライスラーは日本のメーカーに対して後塵を拝してしまいました。

　当時、トヨタがアメリカで発売したコロナという安価で使いやすい自動車は、大学生でも買えて、車の市場自体を拡大させました。GMやフォードの経営陣は、大型車と小型車の利益率を比べ、トヨタと競争する意味はないと考えました。しかしその結果、アメリカの自動車産業都市デトロイトはすっかり凋落してしまいます。

 イノベーションのアイデア　　**日本の医療・看護を世界へ**

　この現象は、医療の世界でも同じです。優れた日本の医療・看護を自国だけで封じ込めてしまっては、イノベーションは起きません。

　国民皆保険は極めて重要ですが、日本だけでの診療報酬制度で医療の財源を維持するのは困難です。せっかくの高い医療水準や医療の品質は世界に門戸を開かないと世界に貢献できません。

　メディカルツーリズムで医療密度の高い患者さんを世界から招き、診療報酬以上の高い利益を稼ぎ出すことが、日本の国民皆保険を継続させる財源になるのです。

5. 人口構造の変化への迅速な対応

　人口の増減や年齢構成、雇用や教育水準、所得などの人口構造の変化は明白です。日本の人口は確実に減少し、半分になることが見通されています。人口構造の変化は突然訪れるものではありません。既に予測可能です。今のうちに手を打つことが重要です。

6. 認識の変化＝ものの見方、感じ方、考え方の変化

物事の認識や理解は、コップに「半分入っている」と捉えるか「半分空である」と捉えるかで全く違います。それによって取るべき行動も違ってきます。たとえば、かつて食事は所得階層によって決まっていました。一般人の食事は質素で、富裕層は豪華でした。

しかし現在、一般人は質素な食事もすれば豪華な食事もします。今や所得に関係なく生活習慣病になる時代です。

7. 新しい知識の出現

これは、真のイノベーションの原型です。

現在では、大抵が、若手社長が起こしたベンチャー企業です。これらの社長は、起業家精神みなぎるスーパースターです。アップル創始者のスティーブ・ジョブズやフェイスブック創始者のマーク・ザッカーバーグなどです。古くは日本では、パナソニックの松下幸之助、ソニーの井深大（まさる）、ホンダの本田宗一郎などです。こういった本来のイノベーターによるイノベーションは、成功すれば名誉や地位や財産も得られます。

でも最も成功が難しいのもこの天才スーパースターによるイノベーションです。

この新しい知識出現によるイノベーションは、成果を出すまでのリードタイムの長さ、失敗の確率、不確実性、付随する諸問題の多さなどが、他のイノベーションとは全く異なります。新しい知識によるイノベーションのリードタイムは10〜30年かかります。

以上の7つのイノベーションの機会は、可能性や確実性の高い順位を示しています。つまり7番目が一番難しいのです。

また、1〜4は、組織の内部の事象ですので、内部にいる人にはよく見えます。医療では現場の看護師の観察と話し合いから生まれます。一方、5〜7は、外部事象です。

イノベーションに大小はありません。まずは確実性の高い日常業務に根ざした1～4をやってみましょう。

クリステンセンが起こしたひらめきのイノベーション

ハーバード・ビジネス・スクール教授のクレイトン・クリステンセンが、1997年に初めて提唱したのが、「イノベーションのジレンマ」です。

イノベーションのジレンマ（The Innovator's Dilemma）とは、イノベーションを持続的イノベーションと破壊的イノベーションに大別し、その中で「破壊的イノベーション」にスポットを当てました。

破壊的イノベーションは、長年続く老舗の巨大企業が新興企業の単純なユニークさの前に簡単に力を失うのはなぜか？を追求した理論です。つまり大きな規模や圧倒的なシェアを持つ会社やビジネスが、単純な新しいイノベーションによってあっという間に衰退する訳を究明することです。

これをクリステンセンは、「破壊的イノベーション」と名付けました。これは、従来の製品やサービスの価値を破壊して全く新しい価値を生み出すということです。優良企業は、持続的イノベーションのプロセスで自社の事業を成り立たせているため、破壊的イノベーションを軽視します。また既に築きあげたシェアや強みに固執するために、時代の流れや環境変化を見逃すのです。

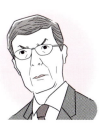

Clayton M. Christensen

「大切なことは、顧客を知ることではなく、顧客が行うべき用事（Jobs）を知ること」

1. イノベーションのジレンマ

　クリステンセンは、過去の帆船時代から汽船時代に起きたことに例に挙げてイノベーションのジレンマを説明しています。

　帆船が一般的であった時代には人々は、スピードを出すためにいかに大きくて多くの帆を揚げた船を作るかに躍起になっていました。当時、既に蒸気汽船はありましたが、なかなかスピードアップができないので見逃されていました。というより馬鹿にされている存在でした。ところが、蒸気汽船をスピードアップする開発が進むと帆船は一掃されてしまいました。

　テレビが、ブラウン管から一気に液晶に代わったのも同じ現象です。

　医療においてもかつては、ベッド数が収益の源でした。そして多くの診療科を持つ総合病院が利益の象徴でした。これは、医療供給体制が不足していた時代の現象です。また看護師不足の状況では、7：1看護体制を構築することが、財政的にも付加価値的にも大きな目標でした。ところが、国から規制が入ると7：1看護体制を目指すことよりも守ることに躍起になってしまい、保守的になってしまいました。

　こういった現象に気付いて早く手を打った会社は、会社の事業イノベーションで生き延びてさらに発展します。好例の会社として、富士フイルムがあります。写真フイルム会社としてフィルムだけでなく、「写ルンです」というインスタント使い捨てカメラで市場を席捲しました。

　ところがデジタル化の強烈な嵐によって従来のフィルム市場は、急激になくなってしまいました。一般用だけでなく、プロユース、医療用も同時に衰退したのです。そのことに気付いた富士フイルムは、フィルム事業からソフトビジネスを皮切りに医薬品事業などにシフトして会社の業態を全く変えて発展しています。

2. 破壊的イノベーションが成長を生む

クリステンセンの破壊的イノベーションとは、時代を先読みする「ひらめき」のイノベーションです。

そして破壊的イノベーションは難しいテクノロジーではありません。性能が優れているのではなく、より多くの人がその製品にアクセスするようになり、市場が拡大し、新規企業が既存企業を打倒してしまうわけです。破壊的イノベーションは、企業・組織と経済を成長させ、より多くの雇用を生み出すことができます。

世界的に、ほとんどの成長は破壊的イノベーションで生まれています。「顧客を知ることではなく顧客の行いたいことを知ることである」とクリステンセンは力説しています。それが、「Jobs to be done（顧客が片付けたい用事・問題）」を見つけるというひらめき理論です。Jobs がわかれば、購入につなげるための経験をどう提供するべきなのか、どのように製品とサービスを統合するかがわかります。

 イノベーション事例　発想を変えたサービス提供

たとえば IKEA やニトリは Jobs をこなすシステムを作りました。それは、専門店です。高品質というわけではなく、ユニークなテクノロジーを持っているわけでもないのに、素晴らしい店舗のシステムを持っているから、多くの人がお金を払っています。

医療では、今、地域包括ケアが旬ですが、これも１つのブームで終わるかもしれません。既存の施設をそのまま結び付けようとしても無理があります。

スクラップアンドビルトの発想で、ゼロからの構想で医療包括地域を作りあげる方が得策です。

5 これからの看護に必要なイノベーション

~イノベーションは、「ひらめき」「ときめき」「やるき」の三位一体

「活力ある現場」を作るには

　看護イノベーションの原点は、ナイチンゲールが看護師について語ったように「自分自身の元気」の看護です。つまり「毎日、自分自身が新鮮に生き生きと働き、生活すること」です。このことなしに看護イノベーションはスタートしません。自分で自分を看護しないと他人への看護はできません。自分をもっともっと愛して自分を尊重して自分を尊敬しましょう。そのためには、「昨日より成長する」と決意して毎日を挑戦して生きることです。

　看護は、あらゆる仕事で唯一、愛を基盤にした奇蹟の仕事ですから、看護師の方々は看護を選んだ段階で人生の勝利者です。まずこのことに誇りを持ちましょう。そして看護を選んだ自分自身と看護という仕事を愛することです。

　看護は個人能力の集合体の組織運営であり、チームワークが看護の要です。そのために、何といっても仲間を愛することが前提です。ナイチンゲールの著作を読んで感じることは、人生の全ての時間が、看護哲学で貫かれており、プライベートも看護の心で満たされていました。ナイチンゲールの人生そのものが看護イノベーションであり、愛を起点に現場から新しい価値を生み出していました。

　このことを日本の企業経営やドラッカー経営理論やクリステンセンのイノベーション理論に当てはめると、自己成長と組織や企業の成長がパラレルになる（比例する）構図となります。

　企業はゴーイングコンサーンです。企業や組織は継続することが大切です。企業は人々に大切な事項を提供して、利益を生む、そして企業は

その利益を時代環境の動きに合わせてイノベーションとして活かして発展します。その原点は、個々人の能力のイノベーションです。

繰り返しますが、個々人の自己成長と組織の発展がパラレルになることが看護イノベーションです。ナイチンゲールは、200年近く前にこのことを見抜いていました。

看護イノベーションは、実践・実務に直結する科学・芸術・哲学で、ナイチンゲールの看護思想を土台にドラッカーの経営哲学とクリステンセンの実用主義で体系化させたものです。あくまで実践・実務・成果を生み出す「活力ある現場」が土台です。

第一線の現場のスタッフが、熱狂するくらい仕事に没頭して元気であることが肝要です。言い換えると看護イノベーションの目的は、「熱狂する現場作り」です。

仕事に誇りを持って没頭すれば、自分自身に生命力がみなぎり、気力が充実して、自分が大きく成長します。その元気が職場の周囲に伝播します。結果、自分の成長と自分の組織の成長・発展が同時発展します。

仕事を通じた成長・発展は頭脳労働としての「ひらめき」、感情労働としての「ときめき」、身体労働としての「やるき」の三位一体の同時進行と連鎖・連動が絶対条件です。ナイチンゲールは実践行動を土台に常に三位一体の実践を成し遂げていました。

①ひらめき：頭
②ときめき：心
③やるき：体

ひらめきのヘッドワーク、ときめきのハートワーク、やるきのフットワークの同時進行で仕事のイノベーションを起こしましょう。

この3つを常に同時進行させて相手にとっても自分にとっても熱狂する雰囲気を作って楽しんで成果を出すことです。根底には自分と他人への愛が溢れていることが大切です。

そしてその哲学は"Jobs to be done"です。

顧客を知ることではなく、顧客が行うべき用事（Jobs）を知って自分のやるべき用事を熟知してやりがいを持って実践することです。

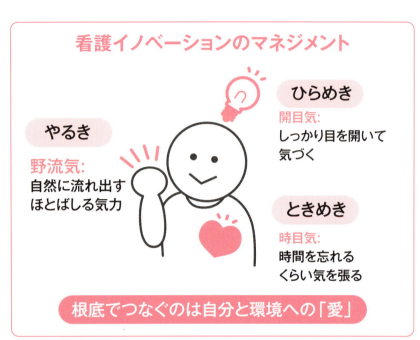

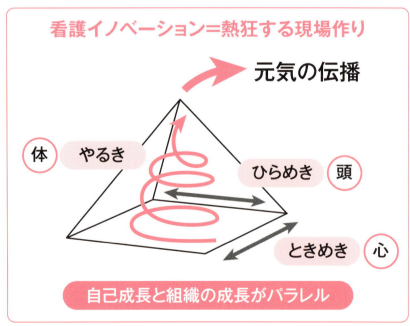

日本の医療の課題を俯瞰する

　日本の医療ランキングを見ると、一人当たり医療費は世界15位、医療施設への年間訪問回数は韓国に次いで2位、平均入院期間は1位、平均寿命は2位です（GLOBAL NOTE 2015年データより）。このことからいえるのは、少ない医療費で非常に効率的な医療を行っている半面、医療施設への依存度が非常に高いということです。日本の医療の特徴である国民皆保険、医療施設へのフリーアクセスの良い面とともに課題が浮き彫りになります。これらの良い結果は、医師・看護師をはじめ医療スタッフの方々の献身的な努力の成果です。今後の大きな課題は医療の効率化と患者さんのQOLへの抜本的な対策です。そのリーダーシップを発揮できるのは看護です。

　医療が、CUREからCAREに急激に変わる最先端の日本での看護のイノベーションを考えてみましょう。

CUREからCAREを実現できるのは看護の力

　2015年に日本看護協会は、看護の将来ビジョンを打ち出しました。これは患者目線の画期的なビジョンで、看護がイノベーションを起こす原点となります。

　患者さんが、その人らしく暮らしていける社会の実現という社会としてのイノベーションの方向を示しています。つまり看護の概念を再構築して医療のみならず生活の質を再定義しているのです。
「いのち・暮らし・尊厳をまもり支える看護」という明確な方向性は、ナイチンゲールの『看護覚え書』に書かれている各論実践テーマの2項目に通じます。
①患者の順調な回復過程の支援
②患者の生命力の消耗を最小にする
　ところが、現在の医療は医師中心のCURE＝治療です。医療対象は、患者さんそのものより、疾病・臓器・細胞と超細分化されてきています。

従って医師も特定領域のプロ化・超専門化が進み、トータルでの医師不足にますます拍車がかかってきています。このことは、病院での手術や治療の拡大深化を促し、同時に予後の対応が置き去りにされてきています。

これからの日本は、「超高齢者医療」、生活に根ざした「地域医療」が大きな方向です。これまでの医療は全く逆方向のトレンドを生んでしまっているのです。

高齢者は、多くの疾患を抱えていますので、1つの診療科だけでは対応は困難です。地域医療においては予防が大きな医療の役割を担います。そうすると心を含めた全人的な地域医療が最も重要になってきます。既に「地域包括ケア」という方向が出されていますが、このようなプロセスの方法論より「医療包括地域」というゴールを示す必要があります。まさに看護協会の掲げるビジョンを実現するのは、日々の看護のイノベーション活動なのです。

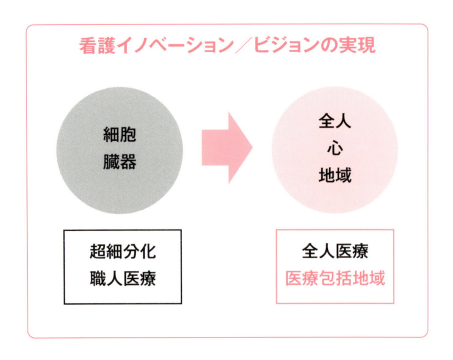

日本は世界に先駆けて超高齢化を迎えています。そう考えると看護イノベーションは、日本看護協会のビジョンを実現するための日本発の世界に向けてのイノベーションです。

患者さんのそばにいるからこその看護発、感情革命

　イノベーションに必要な「ひらめき」「ときめき」「やるき」の三位一体は大きな価値労働です。今後、人工知能が普及しますが、看護におけるこの三位一体の仕事は、さらにどんどん拡大します。
　前に述べたように価値労働は、感情革命のイノベーションです。
　病気を治すのは、医師と看護師だけでなく、患者さん自身の気持ちです。医師は、医療行為の側から病気を診ますが、看護師は患者さんの側から「回復の過程」として病気を看ます。だからこそ、患者さんの気持ちに働きかける感情革命を起こすことができるのです。看護は、患者さんの状態を患者さん以上に理解して、必要なことを整える仕事も含みます。

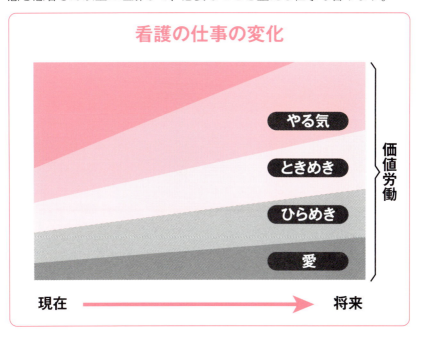

「ひらめき」の戦略と実践

　ひらめきのイノベーションは、"Jobs to be done"の具体化です。
　それは、「顧客がやりたいことや問題」を観察して掘り下げることです。言い換えると「顧客のこと」ではなく「顧客がやりたいこと」を具体的に考えて実践することです。
　「ひらめき」の原点は、「心を変える」ことです。それは、一度しかない人生で「自分は、何が本当にしたいか」を見極めることです。
　アップルの創始者で最高のイノベーターであったスティーブ・ジョブスはこういい切っています。「他人の意見ではなく自分の中の声に耳を澄ませなさい。最も大切なのは、自分の心と直観に従う勇気を持つこと。そして自分の仕事を大好きにならなくてはいけない」
　また彼はこうもいっています。「マネジメントとは、スタッフに"自らがやりたいからやる"と熱中させる技である」。
　ニーチェもこういっています。「自分は自分の主人たれ。自分は目的のための道具や手段ではない」。しかし、得てして人は自分を手段や道具と間違えてしまいます。
　よく人々は「組織のために」とか「顧客のために」とか一見、美しいことをいいます。でも「○○のために」なんて思って仕事をすると、とてもプレッシャーで辛い気持になります。被害者意識も湧いてきます。逆に物事を達成すると「自分のおかげだろう！」なんて思いが募って慢心します。
　「○○のために」ではなく「自分がしたいから」と主体性を持って仕事をすることがイノベーションの基本です。
　たとえば料理のできない男性が日曜日に早く起きて「クックパッド」アプリを見て一生懸命「家族のために」との思いで料理を作ったとします。家族が食べた後、正直に「マズかった」と言ったとします。そうするとその男性はこう思うでしょう。「せっかくお前たちのために作ってやったのに！なんてことを言うんだ！」でも実は誰も作ってくれとはいってなかったのです。自分が作りたかったから作ったのです。その主

体性があれば「マズかった」というコメントは料理の腕を上げるための良いアドバイスとして聞けます。

つまり「自分がしたいからやる」という主体性があれば謙虚に人の意見が聞けるのです。他人の意見が批判と思えなくなるのです。

ひらめきの看護イノベーションは変化の好連鎖です。まずナイチンゲールの精神で看護を愛して誇りを持って心を変えましょう。

「心が変わる」と日常の見る風景が変わってきます。そうすると多くの気付きがあり、大切なものが見えてきて、些細なことでも見方・態度が変わります。これは劇的な変化です。心と態度が変わると行動が変わってきます。そうすると日々の習慣が変わり、その蓄積で人格と運命が変わります。その結果、人生が劇的に好連鎖で変わるのです。

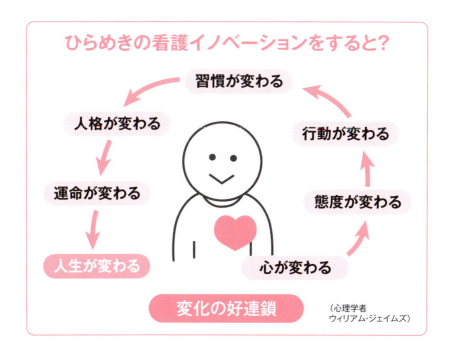

1. 出来事の周辺ビジネス

　ビジネスにおけるイノベーションとは、顧客の新しい欲求を作り出して満足させることです。新しい世界を見せ、ニーズを掘り起こし、より大きな価値や人々の行動を生み出し、社会に変化を与えます。ところがこのブームとなっているイベントそのものにビジネスがあるのではなく、その周辺にあるのです。

　周辺ビジネスは、顧客を知ることではなく、顧客が行うべき用事(Jobs)を知ることから見えてきます。

　たとえば、19世紀初頭に米国西海岸で起きたゴールドラッシュの際、皆が工具を持ってカルフォルニアに行って金鉱を掘り当てて船で運んで大儲けしようとしました。ゴールドラッシュは、1848年にカルフォルニアのサクラメントに住むジェームズ・マーシャルという大工が川で砂金を発見したことが発端で一気に10万人以上がサクラメントに移動して大ブームとなった歴史的な社会現象です。

　しかし、後でこのゴールドラッシュをレビューすると、金の採掘で財を成した人は皆無でした。財を得たのは、「その周辺にいた数人」だけだったのです。彼らは、金の採掘に走らず、サンフランシスコで採掘用のシャベルとバケツを、手当たり次第に買い占め、それを採掘者向けに販売することを始めたのです。需要はどんどん高まり、シャベルとバケツの奪い合いになり、値段がどんどんと高騰していきます。そして考えられないくらいの利益を短期間で得ました。

　このように、1つの大きなイベントの周辺には、大きなチャンスが溢れています。それを見抜く努力とスピードが"Jobs to be done"の具体的実践です。

2. ライフスタイルを変える

　今のライフスタイルそのものを変えてみるという視点もイノベーションにつながります。

たとえば、院内のライフスタイルを変えるとどうでしょう。病院での入院生活は、極めて非日常的で殺風景です。私も蜂窩織炎で10日間入院した経験があるのですが、一番の楽しみは、売店へ行ってちょっとしたものを買うことでした。しかし入院後の1週間は、売店に行くことが困難でした。車椅子での移動も慣れないと大変です。

そこでライフスタイルを変える一歩は、病棟までのワゴン販売です。午前、午後の決まった時間に各病棟前までサービスするのです。患者さんが楽しみに待っていて、お買い物をすると自然と元気になり、会話も弾みます。看護師さんや栄養士さんは来てくれますが、どうしても忙しくて病状報告に終わってしまいます。ワゴン販売の方との会話は、フランクで率直で元気になれるでしょう。また看護師が販売していたら、患者はちょっとした会話の中で細かい病状や精神状態を把握するきっかけになるかもしれません。

ワゴン販売は、既に北海道や青森の病院で始まっています。写真は黒石市国民健康保険黒石病院です。

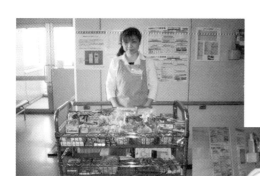

プレミアム売店
（黒石市国民健康保険黒石病院）

3. 観察を究めたニーズの深読み：市場創造型イノベーション

　市場創造型イノベーションとは、観察を究めて"What"ではなく"Why"を追求することです。

　マクドナルドは、マックシェイクの売上をあげるため、徹底してアンケートを行い顧客分析をしました。

　顧客アンケートで、濃いのが良いか薄いのが良いか、バニラ味か、フルーツ味か、チョコレート味かなど、徹底して聞きました。綿密な調査分析で商品開発しましたが、売上は全く伸びませんでした。

　そこで別の観点で再調査を行いました。店舗で顧客を一日中観察すると1つの大きなことに気付きました。それは、早朝にマックシェイクを買う客が多いことでした。

　それを細かく調べると以下の3つの理由がわかりました。
①**長いドライブの間、片手で手間なく飲める。**
②**一気に飲めないため暇つぶしになる。**
③**腹持ちが良い。**

　顧客のマックシェイクのニーズはその味より、長時間飲めて腹持ちが良いということだったのです。そうすると、腹持ちが良くシンプルで飽きない「シェイク」が真のニーズだったのです。

　このようにイノベーションとは、従来型マーケティングのWhat＝「どんな味のシェイクが欲しいか」ではなく、Why＝「なぜシェイクを買うのか」を追求してニーズを深読みすることです。

　顧客の行動スタイルを観察してビジネスを見出していくことです。この方法は「エスノグラフィー的手法」といいます。

　エスノグラフィーとは造語英語です。「Ethnography」、つまりEthno（民族）＋Graphy（記述）です。そこに住んでいる人々の生活スタイルを深く理解するということです。

　病院に置き換えると、ヒューマンウオッチングで、観察を究めて顧客、患者の心理に迫る方式です。

4.「ひらめき」を実践するマネジメント

"Jobs to be done" の一歩は「即行動する」ことです。そのスピードとタイミングがとても重要です。以下はナイチンゲールの言葉です。「物事を始めるチャンスを、私は逃さない」これがあらゆる成功の秘訣です。その行動とは現場活動です。

さらにこう言っています。
「実際に学ぶことができるのは現場においてのみ。経験をもたらすのは観察だけなのである」。

マネジメントはその人のためになること、最高の利益になることを親身になって考えることです。大切なのは、相手に自分の思いが通じて相手がその気になって行動を起こすかどうか、相手が心の底からのやるきを持ち、行動の主体性を持てることです。これがこれからのマネジメントです。

統制や強制では効果は出ませんし、それらはマネジメントではありません。

「ひらめき」の実践
Jobs to be done

顧客を知ることではなく、

顧客が行うべき

用事

(Jobs)を知る

"Jobs to be done"の一歩

即行動

物事を
始めるチャンスを、
私は逃さない。

たとえマスタードの
種のように
小さな始まりでも、
芽を出し、根を張ることが
いくらでもある。

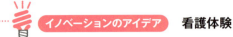 **看護体験**

　CUREからCAREへの大きな医療のパラダイムシフトの中での主役は看護であり、その風土作りが大切です。まず他職種の全員が看護の心を理解することが"Jobs to be done"の浸透の近道です。
　たとえば、毎年行っているふれあい看護体験に、院内・施設内の他職種にも参加してもらってはどうでしょうか。チーム医療の要となっている看護体験を通して医療スタッフ全員が看護の心を知れば、医療の質は大きく向上すると思います。

5. SWOT分析の落とし穴

　ひらめきの戦略を策定する際に大事なのは、自組織の強みは何かを見極めて、強みを発揮する機会を見つけることです。一般的に戦略策定の際には、内部環境としてのS（強み）、W（弱み）、外部環境としてのO（機会）、T（脅威）を分析する方法が普及しています。この手法は「SWOT分析」といわれ、一般的によく活用されています。
　ところがこれを一生懸命、分析して書き込んでも何も本質は見えてきません。私は、これは単なる塗り絵のようなものだと感じています。
　本質のポイントは内部環境としてのS（強み）と外部環境としてのO（機会）にあります。強みが伸びれば弱みは消えます。機会を逃さなければ、脅威は消えます。
　たとえば丘に上がったワニは丘をうまくは走れません。それはワニの弱みです。それを克服して一生懸命に走ろうとする間にライオンに食べられてしまいます。一方、川に落ちたライオンは泳ぐのが弱みです。それを克服しようとしている間にワニに食べられてしまいます。
　つまり弱みを克服する時間はないのです。自分の得意領域で自分の強みを活かすことこそが戦略なのです。
　では、実例でSWOT分析の活用による問題点を見てみましょう。
　たとえば大手ファストファッションブランドのユニクロを分析するとこうなります。

強みは「大量生産・大量販売」、弱みは「安物印象」です。この２つは相互補完しており、同じ意味です。この弱みを消そうと高級ブランド志向を目指すと価格がアップして大量生産・大量販売の廉価戦略はとれません。つまり弱み・強みを分析しても本質は見えず、戦略は作れないのです。実際にはユニクロはオンリーワン戦略として全く新しいテクノロジーのフリースとヒートテック肌着やライトダウンで大成功しました。SWOTで出ない新しいテクノロジー戦略が奏功したのです。

　これを病院の場合で検証するとこんなケースになります。

　強みは「マニュアル整備」。つまり全部署が、マニュアルを作って日々、順守している。しかし、それが仕事の質の向上に直結するとは限りません。

　弱みは「新人の成長」が遅い。これは現象論です。

　機会は「地域連携パス」。これは一般論です。

　脅威は「高齢入院が80％超」であること。これも現象論です。

　この４つの事象を全て埋めても何の戦略も浮かび上がってきません。

　つまりSWOT分析は、現在の現象と一般論の整理でしかないように思えるのです。

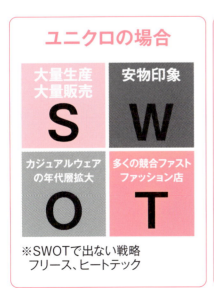

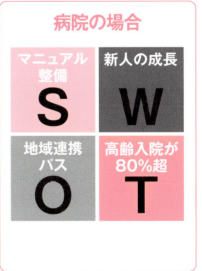

6. オンリーワンのブルーオーシャンを探す

　では、ひらめきの戦略って何でしょう？　それは、強みを徹底的に磨いて誰も気付かない、誰もやっていないオンリーワンの感動を提供することです。これをブルーオーシャン戦略ともいいます。逆に参入競合が多くて競争が激しい市場はレッドオーシャンといいます。

　レッドオーシャン市場は、過度の価格競争やサービス競争で収益が下がる、血で血を争う厳しい市場です。

　たとえばP&Gが始めた紙おむつは、お母さんの仕事を大幅に軽減しました。赤ちゃんの布おむつの頻回の洗濯、乾燥、タタミという日常の仕事をなくした画期的な商品でした。ところがたくさんの製紙メーカーがこの市場に参入し、一気に競争は激しくなり、価格競争を招き、収益減少を引き起こしました。

　そこでユニチャームが考えたオンリーワン戦略は、高齢者とペット用の紙おむつです。今では両者合計の市場が、赤ちゃん用紙おむつの市場を上回っています。

　既存市場の周辺に誰もやっていない大きなブルーオーシャンがあるのです。これがイノベーションを起こす「ひらめきの戦略」です。ブルーオーシャンの強みを見つけたら横に広げるのか縦に深堀りするかを考えましょう。つまり強みの「横展開」か、「縦展開」かの選択です。
「横展開」とは、顧客起点でワンストップショッピング（集約サービス）戦略で多角化することです。
「縦展開」とは、市場起点で特定の戦略領域を決めて、技術やサービスを深く掘り下げて圧倒的なシェア拡大を図ることです。

　これら特定の戦略領域を「クリティカル・マス」といいます。

　医療でたとえると、「横展開」は急性期から慢性期、老健、リハビリテーション、療養、サービス付き高齢者住宅など全てをワンストップショッピングで多角経営、あるいは連携・提携することです。地域包括ケアの具体化です。そうすると患者さんにとっても家族にとっても便利で安心です。

　一方、医療の「縦展開」は、特定の診療科や医療行為を圧倒的に強く

して、日本全国や世界から患者を集めることです。たとえば韓国の美容整形や声帯手術などです。

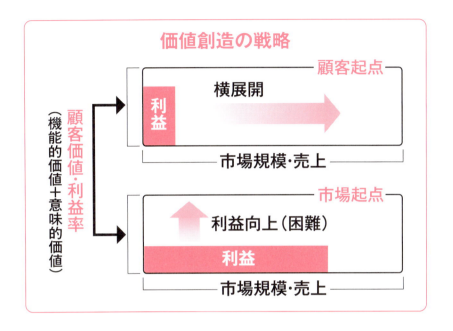

 イノベーション事例 **強みの横展開**

「横展開」の具体例を紹介しましょう。

それは家具で有名なニトリです。ニトリの店舗は全国各地にあり、大変な人気です。私も昔は家具を買うためにニトリに行きましたが、今は家具だけでなく、カーテンや備品、食器など生活必需品など多くのものを買いに行きます。

引っ越しする際などには一気に必要備品が買える、便利で重宝なお店です。しかも新しい便利なものに出会える楽しいお店です。

つまり、今は、欲しいものを買うために行くのでなく、行けばいいものやシステムに出会えるお店になっています。むしろ「もの」ではなく「快適な空間」を買いに行くのです。

エポックメイキングなことが2016年、ニトリに起きました。それは、「N WARM」です。毛布素材を追求して暖かい毛布を発売したのです。もともとは、

家具屋さんだったのに、繊維分野に進出するすごい横展開です。また昨今は、ニトリの食器がデザインを含めて素晴らしくて、食器を求めてニトリに行くことも多くなりました。

横展開で単に領域を広げるのではなく、素晴らしい付加価値も追及しているのです。

 イノベーション事例　**強みの縦展開**

一方、強みを縦展開で究めている会社を紹介しましょう。それはトイレのウォシュレットで有名なTOTOです。

普通、ウォシュレットは一度取り付けると、買い替えることはまずないと思いがちですが、それは間違っていたことをTOTOに教えられました。

ウォシュレットは分解するとよくわかりますが、狭い空間に多彩な機能部品が組み込まれた画期的な精密機器です。そして年々その機能は素晴らしく進化しています。

昨今は、普通の水道水を電気分解して除菌水にして化学的にもきれいにしてくれます。しかも洗浄水量の低減は著しく、大幅な節水になります。

TOTOは、単に節水という効率化だけでなく付加価値化も同時達成しています。たとえば断続的に水をお尻に当てて洗浄水のたっぷり感をお尻に与えて洗浄しています。これを「ワンダーウェーブ洗浄」と名付けて、独自の高い微細な技術進化を遂げています。

イノベーションの追求には終わりがないことを教えてくれています。

7. マーケティングの本当の意味

これら縦横の強みの追及が、マーケティングです。ではこの"Marketing"って何でしょうか。語源は、Mark＝印からきています。特別な場所を地図上に印したことが起源です。

たとえばMarketは、市場を意味します。昔は、もの不足で、ものを作れば売れましたが、現在は、過剰生産・過剰供給の時代です。メーカー各社は市場調査に躍起になり、データベースで過去の人の行動を数値化し、研究しました。この過去の市場調査の行為を今でもマーケティング

と勘違いしている人は多くいます。

　これは大きな間違いで、本来のマーケティングは、「明日からの人の気持ちを言葉で知ること」です。

　アメリカの経済学者フィリップ・コトラー（1931-）はこういっています。「マーケティングとは洞察で、発見した価値を具体化してニーズと交換する経営プロセス」。そのプロセスは顧客と提供する者が価値を見出す共同作業です。

 イノベーション事例　**マーケティング**

　共同作業の実例を紹介しましょう。それは文具メーカーのプラスが作った画期的なはさみ「フィットカーブ」です。プラスははさみの開発のために徹底したアンケート行いました。2,700人の「はさみ」への要望についてのアンケート結果はこうでした。多かった要望は「切れ味」で、以下の回答結果です。

- 切れ味の持続（21％）
- 負担なく軽く切りたい（6％）
- メンテナンスして長期間使いたい（5％）

　これらの言語化されたニーズは、参考にならないごく平凡な要望でした。顧客は自分の本当のニーズは何かとは考えませんからニーズを語らないのです。単に不満だけを言います。そこで実施したのがはさみで何を切っているか？という行動分析によるニーズ発見です。分析結果はこうでした。切っていたのは、

- プラスチックとビニール：50％
- ダンボール・布：22％
- 園芸：15％
- 料理：5％
- 紙：8％

そこで紙だけでなくプラスチックとビニールやダンボール・布も切りやすいはさみを開発して大成功しました。

ドイツの哲学者フリードリヒ・ニーチェ（1844-1900）はこういいました。「全く新しいものを見つける人が独創的なのでなく、古いもの、見過ごされたものを見つける人が独創的である」。

さらに、マーケティングのポイントは、下の写真だけでもわかります。マーケティングとは、「機能開発」でなく「価値開発」なのです。

木工ドリルを買う人が欲しいのはドリルという道具でなく美しい「穴」だということです。つまり顧客は、木工ドリルのスペックでなく、「小さな美しい穴」というバリューを望むのです。

木工ドリルを買う人が欲しいのは

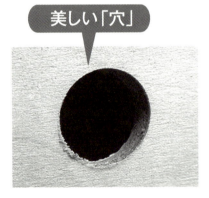
美しい「穴」

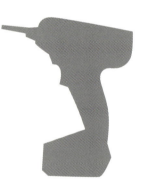

顧客は、木工ドリルのスペックでなく、
「小さな美しい穴」というバリューを望む

イノベーションのアイデア **クリニカルパス**

病院では入院生活のクリニカルパスが普及していますが、パスの本来の目的は、入院作業の効率のためでなく、患者満足の向上のためにあるのです。

患者さんにとって入院生活は非日常であり、毎日、何をされるのか不安でたまりません。パスは単なる効率や標準化のために行うスケジュール表ではありません。患者さんの安心感・納得感・能動力を促すために、特にオペ前後の処置や入院生活のQOLの再確認のためにあるのです。

退院に向けて、患者さん自身が勇気を持って日々自分の自然治癒力を鼓舞するのがクリニカルパスです。その視点で自院のクリニカルパスを見直すと、何か工夫すべき点があるかもしれませんね。

このように相手の立場と気持ちで相手の真の価値を洞察するのがマーケティングです。

8. 病院経営ひらめき戦略：ワンストップショッピング

病院経営は、とにかく「売り」を作って集客力を高めることが収益をあげる秘訣です。病院経営とホテル経営は似ていて、費用の中で固定費、特に人件費率が高いのが大きな特徴です。このような固定費の高いビジネスは、集客力を高めて売上をあげるしかありません。

ホテル経営と病院経営の違いは、価格設定が自由にできるかできないかです。病院経営は、価格が診療報酬で設定されていて自由に変更できません。従って急性期領域に集中して治療密度の高い患者さんを増やすか、包括ケアをして囲い込むしかありません。必然的に医療現場は大忙しになります。

従って経営のポイントは、医療従事者をいかに楽にしてあげるか、いかに現場を活性化するかです。

今後の人口動向を考えると高齢化は猛烈な勢いで進みます。同時に急性期病院は集約化されるため、包括ケアを目指して地域医療にフォーカスして回復期を含めた垂直統合を行うことが大事です。

急性期病院の診療医療行為を分析すると、収益が高いのは、手術・麻

酔と検査・画像です。病棟は赤字です。

　ひらめき戦略のポイントは、垂直統合による地域診療モデルと診療報酬以外の収益モデルを発展させることです。キーワードは健康、生活、患者満足創出の共同作業です。

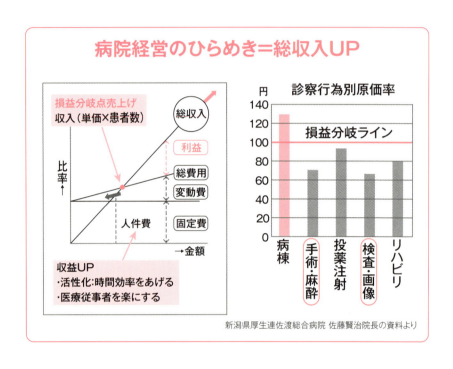

新潟県厚生連佐渡総合病院 佐藤賢治院長の資料より

　前述の"Jobs to be done"のコンセプト【出来事の周辺のビジネス】【ライフスタイルを変える】【観察を究めたニーズの深読み】を振り返って考えてみましょう。

　それを総括するとキーワードは普通の日常をプレミアムなものにするワンストップショッピング（集約サービス）です。右ページの図に羅列したのは、診療報酬外でのブルーオーシャン戦略です。

　キーワードは「プレミアムなワンストップショッピング」です。必要とする全てのプレミアムなサービスを一病院や周辺施設に集約化したものです。患者さんや家族の時間や労力を大幅に低減させる経済的効果は

絶大です。さらに院外からもわざわざプレミアムな付加価値を求めてやってきます。

得てして病院をはじめとする医療現場は、極めて殺風景です。これからの病院経営は、医療だけでなく健康や高齢者の日常的満足を満たす領域に踏み込む必要があります。

その原点は、看護師の演出で医療現場の「気」を高めてプレミアムなものにすることです。患者満足、患者家族満足、スタッフ満足、地域満足、経営満足を達成させるためには、既成概念の医療だけでなく健康や快適さ、地域経済やエンターテインメントに足を踏み出す必要があります。

感動・感謝の真実の瞬間を輝かせる場面を演出できるのは看護師なのです。

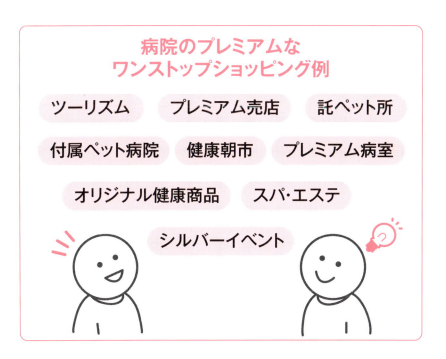

9. サービスの対象を考える

まず最初に戦略的対象領域（クリティカル・マス）を考えましょう。

日本においては、これから増える対象は高齢者とペットだということです。東京では、百貨店やドラッグストアでは高齢者を対象に特売日を設けています。年金支給日が特売日なのです。これまでは、特売日はボーナス支給日か給料日を対象に設定されていました。しかし、これから増える顧客層は高齢者だということに注目しましょう。

 イノベーションのアイデア 高齢者向け商品を販売する

高齢者が好きなスイーツはシュークリームです。ところが食べようと思って手に取って口に運ぶとまれに中からクリームが溢れるヒヤリハットがあります。

その問題解決の画期的商品がストロー付きの「吸うクリーム」です。これだと安心してシューとクリームが楽しめるのです。吸うためにはクリームの濃度を薄める必要があり、シューもカップの半分で十分です。すると原価は既存の半分で済みますが、付加価値があるので売価は既存の２倍です。しかもすぐに売り切れるくらい人気商品です。こういった商品を探して院内の売店で販売することもできます。

また、ノスタルジーは癒しと安静の源です。患者さんも大半が昭和生まれですので、院内に昭和風のモニュメントや街角があれば、とても喜ばれます。

懐かしい昭和の宣伝ポスターを病棟に貼り、懐かしい歌謡曲をBGMとし

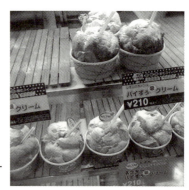

不二家の「パイすぅ（吸）クリーム」
パイシューにストローが刺してあり、中のクリームを吸って食べる。

て流し、談話室などで懐かしいテレビ番組をDVD放映します。また売店も駄菓子屋風にすれば、さらに昭和の雰囲気が出ます。このような懐かしさいっぱいの昭和病棟は差額ベッド対象にします。

グッズとしてアルコールで動く「永久運動の鳥のオモチャ」や昔喫茶店にあった「コインおみくじ箱」をナースステーションに置くだけでも昭和の雰囲気が出ます。

 イノベーションのアイデア　ペット向けサービスを充実する

ペットを飼う人は、老若男女を問わず増え続けています。患者さんにとってもペットは人生のパートナーです。ペットがいるから受診できない、外来にペットを連れて行くのは気がひける方も多くいらっしゃいます。このような方のために外来受診中にペットを預けて健康診断、シャンプー、トリミングをしてもらえるペット病院を併設します。そして受診後に一緒に帰る。これもQOLだと思うのです。たとえば病院に隣接する付属ペット病院を作ってはどうでしょうか。

人の病院付属のペット病院というだけでもブランド力があります。

またペットを飼っている病院職員も、ペットと一緒に職場に行きたい気持ちがあるでしょう。託ペット所を院内に作るだけで看護師の採用も進むかもしれません。

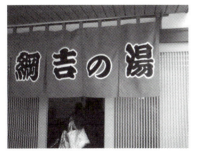 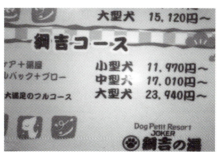

お台場にある犬専用の温泉「網吉の湯」。
入湯料は高額にもかかわらず、客は後を絶ちません。

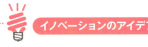 **イノベーションのアイデア　院内売店**

　売店は経営を学ぶ最高の部署です。病院独自のプレミアム売店を作り、看護部がその経営を行います。なぜなら看護は、患者さんやその家族、訪問看護や施設の地域連携を通じて地域住民の方々に一番精通しているからです。

　院内売店は、患者さんの院内生活・院外生活・在宅医療の家庭生活・地域生活に便利なアイテムの発掘・開発・提供のマーケティングスポットです。看護師は患者目線の最高のマーケターなのです。

　院内売店は、院内の患者さん、見舞客だけでなくわざわざ院外から独自のアイテムを求めて顧客が買いに来るくらいのステータスやプレゼンスが必要です。

　またその院内売店では、オリジナル商品を開発・販売すると良いでしょう。入院患者さん向けには主治医のフィギュアや担当ナースのフィギュアを作り退院時にセット販売します。米国などでは多くの病院売店で病院独自のTシャツを売っています。さらに退院日の記念Tシャツとして販売します。退院日の日付をプリントして担当ナース全員の寄せ書きをTシャツにして希望の方々に売るのです。

　日本でも、オリジナルの素晴らしいTシャツを作ったのが都立大塚病院です。全病棟からデザインを募集してインパクトのあるTシャツが生まれました。

　地域に根ざした商店街や地域農業、漁業とタイアップした朝市やお祭り、記念行事などのイベント企画も地域交流、地域健康医療の推進に直結します。

　医療・健康をベースに患者さんおよびその家族に向けて院内ヘルスケアコンビニを作れば、患者さん、見舞客、地域住民にとって大きな価値になり、収益になります。

　見舞客が院内ヘルスケアコンビニで病院特有のお土産を買ったり、地域住民が院内に特有の商品やサービスを求めて病院に来ることもあり得ます。

　マッサージやエステ、美容室、ネイルサロンも看護の目線でイノベーションして院内でオープンしましょう。ご高齢の患者さんほどちょっとしたカラーネイルなどのオシャレでときめいて元気になられます。

　このような付加価値化戦略と同時に仕入、販売、在庫管理、財務経理など、売店経営をすることで経営の基本を一気に学べます。ぜひ売店師長というポ

ジションを作りましょう。

看護マネージャーのキャリア開発のプロセスとして病棟・外来・手術室師長を経た後、売店師長を経ないと看護部長になれない仕組みがあればと思います。認定看護師「売店」も設定できればと思います。

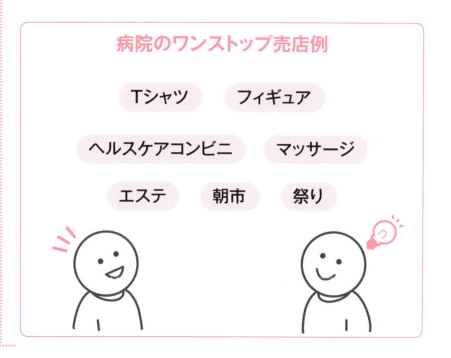

 イノベーションのアイデア **メディカルツーリズム**

市場を国内だけでなくグローバルに広げる必要があります。

日本の医療はあらゆる面で世界一で、しかも世界唯一、国民皆保険を堅持しています。グローバルのメディカルツーリズムは大事な戦略です。

日本の強みは
①高齢者医療は世界一
②医療技術は世界一
③看護力は世界一

④医療費は超リーズナブル
　⑤栄養と美食の先進国
　などさまざまあります。
　現在JCI（Joint Commission International：「医療の質と患者安全の継続的な改善」を目的とする国際的な医療施設評価認証機関）の認定を取得している病院は増えてきています。
　でもせっかくJCI認定を取得してもメディカルツーリズムは一向に増えません。メディカルツーリズムも大きな収益の柱です。
　数年前、私はスイスに旅行に行った際、足の水疱から溶連菌が体内に入り、蜂窩織炎になり、左足全体が著しく腫れあがりました。高熱が出て、心臓にも著しく不調を感じました。救急でサンモリッツ湖近くの小さな病院に入院しました。
　強い抗生物質の点滴で回復したのですが、静脈穿刺に何度も失敗し、手には大きな血腫ができました。食事も昼からステーキです。とてもハードで病人食とは感じられませんでした。
　何より驚いたのは、その高額な医療費です。たった1日の入院で65万円もしたのです。その後帰国して国内の病院に10日間入院しました。その医療費は差額ベッド代を含めても40万円強です。
　医療の質の高さ・価格の安さにおいて日本は世界でダントツの一位です。それをもっと売りにすることはできないのでしょうか。

「ときめき」の戦略と実践

　組織は個の集団です。集団の視点から個を統制するとストレスや現場の疲弊につながり、組織力は出ません。これからの組織力は、個人個人の力を集合体として発揮することです。
　つまり、個人が自分の好きなことに、あるいは、好きな仕事に没頭することによるエネルギーの集合体です。
　たとえば、ジャニーズ系のグループ、関ジャニ∞のように決まったリーダーはいなくとも個人個人が楽しんで仕事に没頭するようなチームワークです。個々人が自分の強み・売りを持って楽しむことが基本です。

何より大切なのは看護という、愛を基盤にした唯一の奇蹟の仕事を選んだ自分に誇りを持ち、自分を大好きになることです。そして自分を愛することです。
　自分を愛せない人は人を愛せません。
　自分を愛せない人は看護を愛せません。
　看護を愛せない人は仕事を愛せません。
　病院全体においても強みがないと地域連携はできません。自病院の強みの熟知と発揮が連携の要です。

1. 笑顔を武器にする

　笑顔には目に見えないパワーがあります。
　かつてテルモのコールセンターには全員のデスクに鏡を付けて自分の笑顔を確認して電話対応していました。そうすると声のトーンがクリアで優しくなって相手に伝わり、とても丁寧な対応ができました。その結果、2016年「企業電話応対コンテスト」で最も優秀な成績を収めた1社に贈られる会長賞をいただきました。また、3年以上連続して「優秀賞」以上を受賞した企業としてシルバーランク企業にも認定されています。笑顔は声になって相手に伝わるのです。
　私は、福島県いわき市のスパリゾートハワイアンズが好きです。ここは、映画『フラガール』の舞台として有名です。実は、私はフラダンスが好きなのでなく、ダンサーの最高の笑顔が好きで観に行くのです。本当にダンサーはフラダンスを踊るのが大好きで心底楽しんでいるのです。その笑顔を見ているだけでこちらも楽しくなります。笑いは伝播します。相手の気持ちがうつるのです。
　人は相手の行動と同じ行動・同じ感情を持つ特性があります。それは、脳にある神経細胞の働きによるもので、「ミラー効果」と呼ばれています。なので、笑顔で応対する人に対しては、自然と笑顔で返してしまうのです。
　笑顔にはさらにすごい効果があります。自分の潜在能力を引き出すことができるというのです。
　オリンピック選手で有名な短距離アスリートのカール・ルイスは、い

つもゴール前の素晴らしいダッシュで優勝しました。実は、残り25メートルになると無理やり笑顔を作ったそうです。そうすると思わぬ自分の潜在能力が出てスピードアップしたそうです。

同時にその笑顔が横のライバル選手にものすごいプレッシャーを与えてもいたそうです。

2. 叱る場面でも笑顔を

叱ると怒るは全く意味が違います。怒るはあくまで自分自身の感情行為です。叱るとは、相手への優しさが基本で相手を気付きに導くことです。叱るポイントは、最後に笑顔で激励することです。

途中は感情的になっても良いのですが、最後の笑顔の激励があるかないかで効果は全く違ってきます。

「期待しているからね」とか「あなたならきっとできる」とか一言添えて笑顔で終わると相手は最後の笑顔をずっと覚えていて、やる気を出してくれます。

また、人間のコミュニケーションの基本は、相手の話を聞くことです。相手の話を引き出すコツはうなずきです。目に見える強烈な好意的メッセージです。人間が受け取る情報の93％が非言語（目から得る）の情報だそうです。視覚から受け取る情報は物事を判断する、目に見える強力なメッセージであることを意識しましょう。

 今日からできるプチ・イノベーション　　笑顔

サービス、特に医療サービスの基本はスマイル（笑顔）です。まず笑顔の天使を目指してください。笑顔を毎朝訓練しましょう。

驚いたくらいしっかり目を開いて、口は「チーズ」でなく「アイーン」です。毎朝3回以上、鏡に向かって練習しましょう。口角がグッと上がらないといい笑顔になりません。

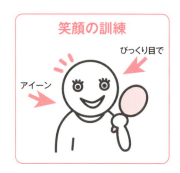

3. ブロークン・ウィンドウズ理論に見る整理整頓

　ときめきを持つには、余裕を持つことが基盤です。余裕のエネルギーは、整理整頓と清掃から生まれます。整理整頓、特に整理が大事です。

　整理とは捨てることであり、捨てることは戦略の根底です。まず身の回りの整理整頓から始めて清掃に入りましょう。

　3S＝「整理・整頓・清掃」の重要性の裏付けとして「ブロークン・ウィンドウズ（割れ窓）理論」があります。「ブロークン・ウィンドウズ理論」では、1969年にスタンフォード大学のフィリップ・ジンバルド教授によって行われた心理実験が有名です。治安の悪い都市と治安の良い都市に同じ条件の車を放置し、どのような現象が起きるか検証しました。結果、治安の悪い都市では瞬く間に価値のある部品が全て持ち去られました。治安の良い都市では1週間は無傷でした。しかし、フロントガラスを割ってみると、数時間で車体が破壊されました。つまり、割られた窓のまま放置されれば、「何をしてもいい」というサインとなり、「誰も気にしない」ということが明らかになると、誰もが注意を払わず、制御のない状況になる可能性があるということを表しています。

　さらにこの例をもとに小さな波状が大きな波状を呼ぶ、ということを証明したニューヨークの政策があります。1980年代のニューヨークは、警察の捜査が追いつかないほどの凶悪事件が多発し、落書きだらけの地下鉄は都市の荒廃を象徴していました。そこで、地下鉄の落書きを消すプロジェクトを発足しました。5年後、全ての落書きが消されたころ、凶悪事件も減少し、1994年には凶悪事件がプロジェクト以前の約半数にまで減少しました。

　同様の検証が日本でも報告されています。

　2001年、札幌中央署で、環境浄化総合対策を開始し、違法駐車の摘発を徹底的に行いました。その結果、違法駐車が減ったのはもちろんのこと、重大事件も減少し、警察署に持ち込まれるトラブルも減少するという、まさに「ブロークン・ウィンドウズ理論」を国内で実証した例となりました。

日本サッカー協会元会長の長沼健氏は、「一流選手の共通点として、整理整頓がきちんとできること。それができることは人の管理・物の管理・自己コントロールができるということだ」と語っています。整理整頓には、物事の本質が隠されています。

4．人が集まる・仕事がはかどる職場の整理整頓

　企業においても、工場、店舗、事務所、トイレなどを「きれい」にしている会社は今でも堅実に生き残っており、「汚く」していたところは、廃業したところが多いのです。

　病院におけるブロークン・ウィンドウズを考えてみましょう。

　安全で正確な医療技術や、ホスピタリティある職員モラルを切り崩す「割れ窓」は、整理のされていない雑然とした診察室であり、清潔感のない病棟です。外来のカレンダーが前月のまま貼ってあると赤信号です。

　整理・整頓・清掃の欠如した職業環境の放置は、「まあいいか」というような不誠実な行為の源泉となります。小さなほころびが結果として重大な医療事故に発展するケースは多々あります。

　「医療器具や備品、薬などが使いたいときにすぐに判別でき、すぐに取り出せるよう所定の位置にきちんと保管され、機能美を含め、トータルで美観に優れた状態」が、整理も整頓もできているということになります。

　隅々まで整理整頓をしていると、目が行き届くようになる。するとどこに何があるか、全スタッフがわかるようになり、不要な在庫も減ります。これで不要在庫圧縮に貢献します。反対に、本当に必要なものが何であるのかもわかります。

　人は生きている時間の1/3は人とものを探していると言われています。ものの置き場所を明確にしておくと、ものを探す時間が減り、業務の効率化となります。

　病院が「整理・整頓・清掃」を実行して、「美しい病院」にすると、医療スタッフの質の向上に直結します。医療スタッフは誰もが「汚い病院」では働きたくありません。

「きれいな病院」は、衛生的であるばかりでなく、誰もが汚しにくいものです。「きれいな病院」に変化できれば、現場のスタッフのやる気や士気の向上につながります。

　机の周囲や、部屋が整理できていないと、恐ろしく時間と心の余裕を失くしています。

　ものを探す時間や失くなってストレスに陥る精神的ロスは膨大です。

　テルモの工場のスタッフの机の上や引き出しの中は、きれいに収納されており、探す時間や紛失するリスクはゼロです。整理の「捨てる戦略」は人生を変えます。

　また余分なものを衝動買いしないことも欲望の整理です。本当に有用か、使って楽しいイメージが湧くか判断して買いましょう。いつかは使うだろうと思って残しておいても使うことは皆無です。また、記念の品だといって残しても何の記念か忘れてしまいます。記憶の方が整理してくれているのです。

　整理は捨てることで、整頓は残ったものを使いやすくすることです。

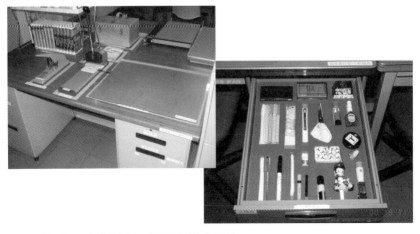

ときめくためには余裕が大切＝「整理整頓」＋清掃
身の回りの整理整頓から仕事の整理整頓
時間の整理整頓へ

今日からできるプチ・イノベーション　ポスト・イットで整理

整理は、エビデンスベースで行います。つまり普段、本当に使っているかどうかです。ポスト・イットを使って検証しましょう。いらないかなと思ったものにどんどんポスト・イットを貼っていきます。使ったらはがします。2週間たってまだ貼ってあるものは2週間1回も使っていない証拠なので思い切って捨てます。ポイントはポスト・イットを貼る行為です。どうしても自分のものには躊躇して貼りにくいので、人のものにどんどん貼りましょう。これはストレス発散にも効果的です。でも決して人には貼らないように。

5. 仕事の整理・一度に1つのことに集中する

仕事の整理整頓は、最も重要なことに集中することです。集中すると知恵が出ます。成果をあげる人は、最重要なことから始め、しかも、一度に1つのことしかしません。時間を分析すれば、貢献をもたらす仕事の時間は極めて少ないのです。

時間の半分以上は有効ではなく、時間の収支は、常に赤字なのです。さらに付け加えると、「ついでに富士山に登った人はいない」ということです。つまり十分準備しないと重要なことはできないということです。

今は、なんでも自分でやることとやらないことを見極める時代です。他の人やその道のプロに任せられることを見極めて、任せることは任せてしまいましょう。

6. 仕事の整理・複数案件を抱えざるを得ないマネージャー

能力あるマネージャーは、大抵多くの仕事を任されます。そんな方たちに大切なことを列挙します。

①**自分の自信と誇りからスタート**

多くの仕事を任されることは、期待と評価の証明です。まず自分に誇りを持ちましょう。まず自信からスタートするのです。負担感からは、成果は生まれません。

②クリティカルパスを考える

　仕事の優先順位を考えるために、仕事の価値と、処理必要時間と、期限を一覧表にして俯瞰しましょう。最も成果が期待できる重要事項から順に優先順位リストを作成します。最も陥りやすいのは、期限が迫った事柄や上司からの指示や自分の好きなことや、やりやすいことから優先順位を付けてしまうことです。

③全部自分でやろうとしない

　仕事は、分担しないと進みません。いったん、自分は何もしないつもりで部下や仲間や外部に委託しましょう。そうすることによって残るのは、自分の能力を高める自分しかできない重要な仕事です。批判を恐れずどんどん人に委託することです。それによって部下も仲間も自分も成長できます。人に委託することがマネジメントです。

④上司と優先順位を握る

　できる限り、優先順位と分担を上司と整合して互いに理解、納得しましょう。

7. 時間の整理・会議をリストラする

　特に時間の大きな無駄は、会議です。会議のコストは、参加人数×時給×会議時間、さらに資料作成時間、根回しなど、トータルコストは莫大です。でも結果は伴いません。会議が終わるとホッとして休んでしまいます。会議に通すことが目的になってしまい、その後の実践が伴っていかないのが常です。

　会議は言い換えると「怪議」「怪技」です。仕事をしている気になる錯覚時間です。会議の成果（会議の質と量）をアセスメントしましょう。会議のリストラは必須です。象徴的な実例として、会議ありきで提案議題を募集することです。案件がなければ中止すれば良いのです。

　さらにほとんどの会議の質は悪いのが実情です。ムードが悪く、センスがないのです。

　言い換えると、会議は、プレゼンコンテストであり、結論がわからない、意見が言えない雰囲気です。また上司・議長への上司・議長への過

忖度、つまり雰囲気や顔色を見て迎合する状態が極めて高いのが実状です。そうすると議長の独断を助長するだけになってしまいます。注意点は、自分の意見を言う前に忖度フレーズ「院長の言われたように」などということは禁句です。

　また、いつも失敗に対して犯人探しが行われます。失敗の分析は、WHO（誰がやったか？）でなくWHY（なぜ起きたか？）です。

　さらに会議は、幹部のストレス発散の場です。特定の人が長々話す場合が多いのが実態です。そして無責任に批判する人が偉く見える錯覚の場です。

　そしてほとんどの人は、「会議が終わるとホッとする」のです。また数名以上は寝ています。会議は立ってやることです。

8. 時間の整理・患者さんの自主性を引き出す

　患者さんの言う通りにすることがサービスではありません。患者さんのやる気・能動力を高めることがサービスです。

　つまり患者さんと医療従事者で共に作りあげるものが医療サービスなのです。主役は患者さんであり、病気と闘う当事者意識が医療の本質です。特に高齢者医療では重要なことです。

　卑近な例ですが、男性用便器の前に「一歩前に」と書いてあることがあります。でもこの言葉を見ても男性は前に行きません。便器の真ん中に的を描き、「おしっこを的に当てよう」と書くと前に行きます。そうした工夫で、便器周りの汚れが減り、清掃にかかる時間を削減できます。

　患者さんへの過忖度にも気をつけましょう。

　大事なのは、患者さんの病気と闘う自主性や能動力を引き出すことです。患者さんのワガママにまともに対応したり、言いなりになることが患者さんへの正しい対応ではありません。医療従事者に対する依存性がますます高まります。まずは患者さんへの温かい励ましや、やさしいモチベーションアップが大切です。ご高齢の患者さんには、とても難しいことですが、とにかく褒めて前向きに追い込むことです。

　このアンチ過忖度対応は、新人や若手スタッフに対しても同様です。

「やるき」の戦略と実践

「やるき」の源は何といっても「決意」です。でも、決意だけでは行動につながりません。決意を行動に移すのは、自分の「勇気」です。勇気がないから行動ができない。勇気が出ないから自分を鼓舞できず、行動につながらないのです。

　決意は、行動しないとすぐに消えます。成果は行動の結果です。

　結果を求めて行動すると、自分の元気がみなぎって熱中する自分に遭遇します。

　日本人は元来、農耕民族であり、気候や環境などの状況を見て考えてから動く傾向があります。また他人の動きを見てから自分も動く傾向があります。

　看護師は女性が大半であり、非常に用心深く考えてから動く傾向があるのも事実です。用心深く考えて動くことが悪いことではありませんが、恐れずに勇気を持って行動する心構えを持ちましょう。

　イノベーションのきっかけは、機会発見と実践です。行動・実践の心の筋肉は「決意」と「勇気」です。決意・勇気という心の筋肉は、使えば使うほど、心は強く、たくましくなり、人に感動と共感を与えます。

　人が成長する順序は４つです。

　①知る、②覚える、③動く、④考える

　この４つのプロセスをたどります。

　これを四文字熟語にすると知覚動考（ちかくどうこう）になります。でも実際に時間軸で考えるとこの順序ではありません。真実はこの知覚動考の訓読みです。

　つまり、「ともかくうごこう」です。行動する中で実践的知識が蓄積され、それが次の自発的行動につながり、自己の能力向上、つまり思考力や洞察力向上につながります。

　人間は自分の頭脳の数パーセントしか使わずに人生を終えるといわれています。まず行動することによってのみ、身体の全潜在能力を引き出すことができます。

　まさに仕事においては、「ひらめき」「ときめき」「やるき」の同時進

行が自己の成長や組織の成長・発展に直結します。この同時進行のスタートは行動です。日々の挑戦・実践行動こそがイノベーション魂です。「勇気一秒、後悔一生」です。

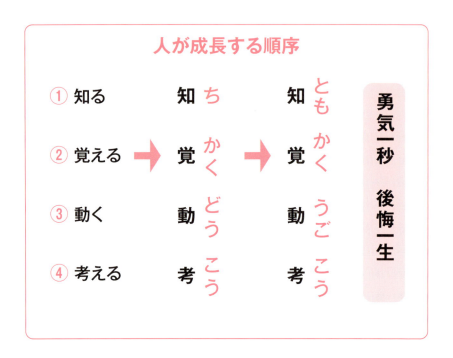

1. 人は何のために働くか？

　一般的な答えは、生きるため、生活のためなどの経済手段です。実は、本当は、やりがいと社会貢献、自己成長が仕事の目的だと私は考えます。
　職務満足の分野で有名な臨床心理学者フレデリック・ハーズバーグ（1923-2000）の二要因理論があります。これは、不満足要因と満足要因は全く別であり、不満足要因を消しても満足しないということです。
　不満足要因は、衛生要因ともいわれ、主なものは、職位・給与など目に見えるわかりやすい要因です。でも職位・給与を上げても、さらに上げてほしいという欲望が湧き出て、なかなか満足や充実感に至りません。欲望は限りないのです。

それよりもっと重要な満足要因は、動機づけ要因、すなわちモチベーションです。つまり、①自分の達成感、②他人からの承認、そして③自分の成長を感じることです。何より大切なのは、目標を他人と共有して自分にとっての達成感、他人からの評価をもらうことです。お金や地位という評価より激励や褒め言葉が職員満足を醸成します。

イノベーション事例　高齢者の潜在力

　勇気・挑戦・行動は、老若男女を問いません。高齢者は、強さの潜在力を持っています。それを発揮している例を紹介しましょう。高齢者の潜在的な強さは経験値と接遇力、おもてなし、優しさです。

　かつてテルモで新商品を発売した際に、販売推進チームを結成しました。そのチームは、リーダーをはじめ全メンバーを高齢の同期にしました。周りからは大反対されたのですが、イブシ銀の底力を信じて販売推進チームを結成してキックオフしました。

　彼らは創意工夫の天才で、フットワークが軽く働き者であり、互いの競争意識・チームワークを見事に発揮して短時間で爆発的な売上を達成し、社内表彰も受けました。

　高齢者やベテランの彼らの能力は実はとても素晴らしいのです。彼らの実績によって定年後も雇用延長制度が生まれました。

2.「大変」をチャンスに

　よく職員から「大変」という言葉を聞きます。その背後にあるのは、愚痴や現状の不満、欲求不満の感情だけです。実は、「大変」な状況は、大きなチャンスなのです。文字通り自分が変わる、すなわち、自分が大きく成長できるチャンスです。

　また、「壁がある」とよくいいますが、それは本当の障壁の壁ではありません。実は心の壁であって、壁と思っていても実はほとんどが扉なのです。押せば開きます。挑戦して進めば、絶対に突破できます。「大変」とは自分の意欲、成長を試されている状態です。

成功の秘訣の3要素は、①運、②楽観、③根性です。

運を引き寄せるのは、自分のしたいことをやり続ける粘り・根性・意欲です。

そして多くの困難を乗り越えるのは、徹底した楽観主義です。楽観主義は、成長に直結します。多くの困難は、自分の楽観主義の試金石であり、成長のバロメーターです。

自分の周りに問題が多発している時は、自身が猛スピードで成長している状態なのです。

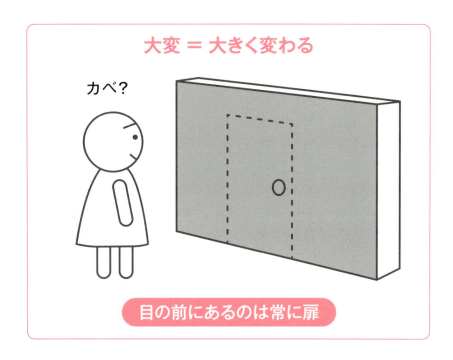

3. ポジティブシンキングよりも「ポジティブリアクション」へ

これからは、ポジティブシンキング、つまり前向きに考えていく決意や思考の時間はありません。前向きに考えようと努力しているうちに次の難題が起きます。むしろ何が起きても前向きに捉えて行動する「ポジ

ティブリアクション」が重要なのです。

　以下に、幸せになる7つの習慣を羅列しました。大事な本質は、自分と明日を信じ続けることです。幸せを他人と相対比較しても意味がありません。過去の自分との比較が成長の軌道です。

　特に注意すべきは、無責任な他人からの「批判」や「目」です。「みんなそう言って批判しているよ」という噂や意見は無視しましょう。この場合の「みんな」は大抵、最大3名です。

幸せの7つの習慣

1. 笑顔
2. 他人と比べない（比べるなら自分の過去と）
3. 自分と友達になる
4. 人から好かれようとしない
5. 過去を忘れる、そして作り直す
6. ポジティブ・シンキングする必要はなく　ポジティブ・リアクションで十分
7. 批判に無神経になる

　とにかく信じて根気を持ってできると思い、やり続けることによって運がやってきます。努力に無駄はありません。努力は裏切りません。
　努力とは、知識と知恵を追及し、行動することです。でも知識はあくまで成果を生み出す潜在力です。行動こそが結果に直結する真の力です。「できると信じるか、できないと信じるか？　どちらも結果は完全にその通りになる」とフォード社創業者のヘンリー・フォードは言っています。

4. 現場と人を活性化するイノベーション

「管理者」と「マネージャー」の違いを考えてみましょう。これからは現場に灯を点けるマネジメントの時代です。管理中心だと現場の情報、特に悪い話が上にあがってきません。またコンプライアンス、ガバナンスがなくなります。

「管理者」は現場に威圧だけを与えますが、「マネージャー」は、愛とモチベーションを与えます。これからのリーダーは、統制（リーダーの現場管理）型から自立促進型（リーダーの現場支援）へ変わります。

今日のマネジメントを考えると、リーダーが全員を権力や理論で統制することは、現場の活力を奪います。「統制型リーダー」では、部下はついてきません。また表面的にルールやマニュアルを遵守させようとしても、現場は気力を失ってしまいます。

ルールやマニュアルの背後にある意味を伝えて、現場がのびのび働け

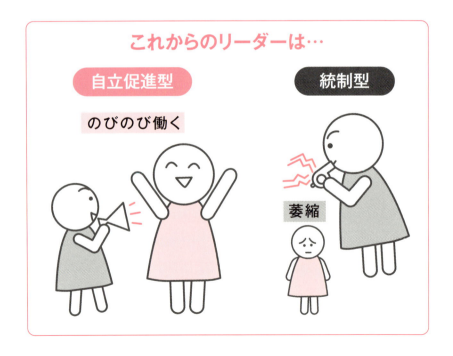

る雰囲気を作りあげるのが、「自立促進型リーダー」です。

　全スタッフが、自分で考える創意工夫で自分の仕事に自分の色、個性を出す雰囲気を作る「自立促進型リーダー」を目指しましょう。

5. 人を育てるには興味を持ってよく見る

　人材育成にはさまざまな方法があります。短期の人材育成や評価は目標管理制度があります。テルモでも目標管理を20年以上やってきていますが、振り返り時に成果をたくさん書いてある人ほど、自己評価が高い人ほど、仕事をしていないことがわかりました。自分でハードルを下げたり、アピールが強い人ほどいっぱい成果を書くのです。

　また目標設定に1時間、振り返りに1時間、面談に1時間と多くの時間がかかります。全てをドキュメンテーション（文章化）しようとしても無理があります。それよりも普段から仕事ぶりを現場で見た方が効果的です。現場で評価、判断した方がよくわかりますし、適切なアドバイスがタイムリーにできます。

　私はオフィスの隠れた場所に、縦軸にスキル、横軸にモラルを示した4つのマスを記したホワイトボードを置いていました。

　この4つのマスは、
①人財：優秀で期待できる
②人材：伸びる可能性がある
③人在：ベテランで一定のスキルはある
④人罪：厳しい

　です。

　そこに私が直接管轄している部下の名前を丸いマグネットに書いて貼り、毎週末の夜にそれを動かしていました。これは目で見るマネジメントです。従って評価は、毎週できるのです。ただ仕事ぶりに興味を持って現場に行くか、Skypeなどで会話しないとマグネットを動かすことはできません。これは、自分が部下に興味を持って成長を見るようにするための自己強制ホワイトボードです。

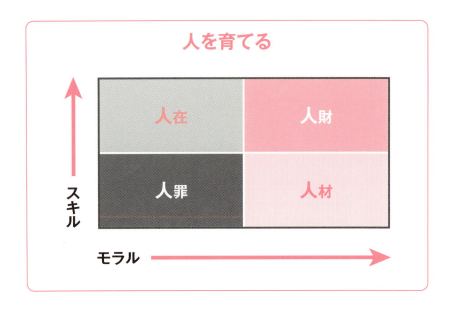

 イノベーション事例　**縁の下の力持ちをたたえる**

　テルモでは創立記念日に誰が縁の下の力持ちで頑張ったかを無記名投票で選んで表彰しています。選ばれるのは、日々、無言で頑張る地味な人々です。

　具体的にはハンディキャップのある人やパートの人も含まれます。アピールの上手な人を褒めても周りにはインパクトがありません。むしろしらけてしまいます。

　縁の下の地味な人を表彰すると選ばれた人も選んだ人も喜びます。また組織全体も活性化します。

6. 活断層をなくす

　今、あらゆる組織で35歳の活断層現象が起きています。35歳以上とそれ以下で、価値観が全く違うのです。その背後には、ゆとり教育やバブル経験時期などのさまざまな要因があります。

　概して35歳以上は、失敗が尾を引く原因自分論の「メランコ型」です。一方、34歳以下は原因他人論の「シゾフレ型」です。

この活断層をなくす方法が互いの想いを共有することです。35歳以上の人は、極力若い人の文化に触れましょう。簡単な方法がテレビ番組やカラオケやコミックです。できるだけ若い人で流行っているカラオケ・コミックに興味を持ちましょう。

　34歳以下の人は、昭和カルチャーに興味を持つことです。

> **活断層のキーワード**
>
> 35歳以上の人に聞いてみましょう。知らなかったら勧めてみましょう。
>
> - 西野カナの歌をカラオケで歌えるか？
> - 漫画『君に届け』を読んでいるか？
> - EDMを聞いたことがあるか？
> - 夏フェスやクラブに行ったことがあるか？
> - ジャニーズ系のコンサートに行ったことがあるか？
>
> 34歳以下の人に聞いてみましょう。一度一緒に体験しましょう。
>
> - 昭和のテレビ番組を知っているか？「8時だよ全員集合」
> - 美空ひばりの歌をカラオケで歌えるか？
> - 昭和のギャグを知っているか？
> - 昭和の漫画を知っているか？『おしゃべり階段』『ベルサイユのばら』

 イノベーションのアイデア　**手軽なイベント開催**

　最近は、組織内でのイベントは極めて少なくなってきました。たとえば慰安旅行や運動会や飲み会などもほとんど行われなくなってきています。でも大切なのは、仕事以外での人のつながりです。

　休憩時間に卓球大会などしてはどうでしょう。短い時間で盛りあがります。

そしてお互いを知り合えます。お互いの人間関係がないとチームワーク、チーム医療はできません。お互いをよく知らないと良い仕事はできません。

 今日からできるプチ・イノベーション　　スタッフへの声かけ

　最近はSNSやメールの影響で対面会話が少なくなってきました。お互いを知らないとチームワークはできません。実は、お互いの趣味や家族構成、誕生日、出身地、ファーストネームなど、知らないことが多いのです。

　コミュニケーションはメールに頼らず、声をかけて対話しましょう。特に最近は、パソコンベースの仕事が多すぎて会話が少なくなってきています。声をかけ会話をすると元気のスイッチ、職場活性化のスイッチが入ります。

　フェイストゥフェイスの会話は、愛を現場に与えて、スタッフの脳と心を活性化します。活性化のポイントは、「失敗したら、励ます」ということです。失敗した人を追及しても効果はありません。失敗した人は、十分失敗から学んでいますから責めても逆効果です。

　職場風土の活性化は、細部にこだわりを見せることです。たとえば、出産や病気で休暇を取っていたスタッフが職場復帰した日は、全員で大歓迎してあげましょう。本人はドキドキで出勤しています。ハグするくらい温かく迎えてあげましょう。

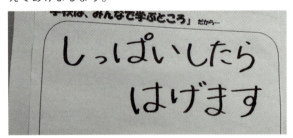
小学校の標語。学校は学ぶところだから失敗したら励ます。

7. 勇気をもって「普通」に働く

　日常生活、日常業務に幸せを見出すことが、一番大切です。普通であることほど大きな幸せはありません。仕事を辞めたくなったら、その原因の大抵は上司か周囲との軋轢です。ではどうすれば良いでしょう？

それは成果をあげてから考えたら良いのです。とにかく根気よく仕事に没頭しましょう。すると状況は変わります。変な上司も態度を変えるか、いなくなります。

変な人は必ずいつかは消えるのです。なぜなら世の中は、常識で動いているからです。大事なフレーズを紹介します。

The best place for each is where he stands
「一番良い場所は、今、現実に闘っているこの場所」

毎日、「勇気」を持って挑戦する日常業務を行いましょう。「勇気」の反対語は、「迎合」と「妥協」です。周囲との「迎合」そして自分の甘えとの「妥協」が勇気を奪うのです。

8. 働く現場を「幸せ」にするには

幸せな現場は、毎日自分が葛藤している場所です。

まず考え方をプラスに変えます。マイナスの5つの感情である①怒り、②嫉妬、③悲観、④後悔、⑤不安、を日々取り除きましょう。

幸せは安住や安穏の上にあるものではありません。また偶然にやってくるものではないのです。突然やってくる幸せは偽物です。幸せは辛さを乗り越えて獲得できるものです。従って、辛い時は悶々と悩んでいる時間はないのです。

一歩行動に踏み出せば、辛いが幸いに変わります。辛い状況は、幸せにつながるチャンスです。

でも幸せに安住して満足していると、あっという間に不幸の落とし穴にはまります。幸せは静態的なものでなくて、動態的なものです。

行動し、挑戦する状態が幸せな時なのです。

考え方を変える

- ⊕ **いつもやわらかい心でいる**
  「生きてるって素晴らしい」

- ⊖ **悪い感情を瞬時に消す癖→能力**
  怒り・嫉妬・悲観・後悔・不安

行動を変える

- **上機嫌の「伝染」**
  ひとことの感謝の言葉

- **気分→意思**
  悲観主義は気分　楽観主義は意思

- **気分に逆らう→運動する**
  自分で自由に使えるのは「筋肉」だけ
  筋肉だけが従順な自分の部下

一歩踏み出すと

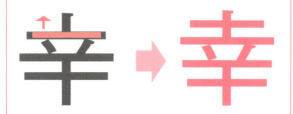

イノベーション事例　リーダーシップで一番重要なのは？

　ある米国のビジネススクールで今後のリーダーシップで何が一番重要かをアンケートして議論しました。

　残った項目は次の5つでした。

　①リーダーシップの勉強、②エネルギー、③愛想・愛嬌、④信頼、⑤折れない心。

　最終選考で選ばれた、一番重要な項目は、③愛想・愛嬌だったのです。これからの強いリーダーとは人間力に溢れた、理性と感性の「愛嬌」の人なのです。

　看護界でのイノベーションにリーダーシップを発揮されているのが、神戸大学医学部附属病院の松浦正子看護部長兼副病院長です。もう知り合って10年以上になりますが、原点の愛嬌は不変で、人間力や教養やマネジメント力を、ぐんぐん高めておられます。

　私は、不変の愛嬌に敬意を表して、いまだに「あやや」と呼ばせていただいています（「松浦あやや」はもはや懐かしいですが……）。

　歴史やモニュメントも大切にしながらモラルアップを図っておられます。院内に発展の歴史の展示があり、一目でイノベーション・ストーリーがわかります。看護力で医療の質を高めている急性期大学病院のモデルです。

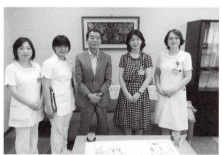

神戸大学附属病院看護部のみなさんと。右から2人目が松浦看護部長兼副病院長

困難に直面したら

　イノベーションを起こし、何か新しい価値を提供しようとする際に、摩擦や困難はつきものです。でもそれらの困難は、実は思っているほど大きなものではなくて、自分自身の思い込みや恐怖感が作りあげた虚像です。困難や苦しいことは、自分で作った自分の罠にはまっているだけなのです。

　実は敵は自らの消極性や挑戦力不足です。困難に直面したらこう思うことです。

「死ぬこと以外はかすり傷」

　行動の大きな障害は恐怖心です。ほんの少しの恐怖心が、勇気と挑戦を阻害します。以下、ナイチンゲールの言葉を紹介しましょう。

「恐れを抱いた心では、何と小さいことしかできないことでしょう！あなた自身が持っている高い理念を達成させるために自分の仕事をすること」。

　誰もが持っていなければならないものは、主体性と勇気と挑戦です。他人から「指摘される」からするのでなく自分から「熱中するということ」が第一歩です。指示待ちの他者依存では勇気や挑戦力は湧きません。自身が熱い思いを持って、そして他人へのマネジメントを行うのです。

 今日からできるプチ・イノベーション　　しっかり挨拶する

「おはよう！」「こんにちは。元気？」この2つの声かけだけで気が変わります。「おはよう」も「こんにちは」も太陽に向かって言っていることなので意味が深いのです。日本人は、農業・漁業を生活の糧としてきましたから太陽との関係が深いのです。昔から太陽のことを「今日様」と呼んでいましたから、太陽と挨拶は連動しています。

「こんにちは」とは、「太陽さん」という呼びかけです。また「元気？」は、元の気、つまり太陽のエネルギーを指します。「こんにちは。元気？」とは、「今日も太陽さんと共に明るく元気ですか？」という確認の挨拶です。

今日からできるプチ・イノベーション 「ありがとう」

　心を変える感謝の奇蹟の言葉は、「ありがとう」です。これは魔法の言葉です。これさえ言えれば自分も相手も心が変わります。明るく笑顔で心から「ありがとう」と言えれば争い事や摩擦は起きません。

　「ありがとう」はサービス発生時の双方向の賛辞の言葉です。良いサービスが発生した素晴らしい瞬間に互いに感謝しましょう。たとえば、タクシーに乗ってお金を払うときに運転手さんに、「ありがとう」。レストランではシェフと案内スタッフにお金を払う際に、忘れずに「ありがとう」を言いましょう。お金を払ったのだから相手側が「ありがとう」を言うのは当然、という態度は改めましょう。もちろんサービスが悪ければ注意してあげましょう。

　「ありがとう」の反対の言葉は何でしょう？

　それは「当たりまえ」です。「ありがとう」は奇蹟の日本語で、語源は、「有難（ありがた）し」、つまりめったにない奇蹟を表す感謝の言葉です。毎日を、当たりまえだと思って過ごすと感性と感謝の気持ちは生まれません。

　「毎朝目覚めるのが、当たりまえ」「食事ができるのが、当たりまえ」「生まれてきたのが、当たりまえ」では、感謝はありません。

　常に感謝の想いを持つことが「心を変える」基本です。

 今日からできるプチ・イノベーション イベントに参加する

　結婚式や同窓会、お祝いのイベントには必ず参加しましょう。運をもらえます。温かい気持ちで行動できるようになります。

　幸せになりたかったら人を喜ばすことを勉強しましょう。いつも人を幸せにしようとすれば、それが自分の幸せと思えるようになるのです。「人を幸せにしよう」という想いは、自分の幸せに直結します。

　また悲観主義は、人生の敵です。悲観主義者は気分屋さんです。逆に楽観主義者は強い意志を持った人です。

　でも本当に落ち込んでしまったら、一番従順な自分の部下を使いましょう。それは、筋肉という従順な素晴らしい部下を使って運動をすることです。

6 病院のイノベーション事例

【鼎談】 HITO病院のイノベーション
～地域のニーズに応じた「病院発」のイノベーション

理事長・病院長	石川賀代
副院長 （看護・地域包括ケア推進事業担当）	田渕典子
松村啓史	

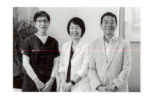

HITO病院のコンセプト

松村 愛媛県の四国中央市は人口が89,000人、当地で石川ヘルスケアグループ（社会医療法人・医療法人・社会福祉法人がさまざまな形の医療・介護事業を展開）として、地域の各施設と二次救急病院HITO（ひと）病院を運営されています。地方の病院として思い切った改革をなさっていると聞いて、ぜひお話を伺いたいと思っていました。ところでHITO病院とはかなりユニークな名前ですね。どのようにして、HITO病院が誕生したのでしょうか？

石川 HITO病院の前身は石川病院といって、私の父が初代理事長でした。当時この地域には救急病院がなく、患者さんは香川県に搬送されていました。それで、地元に救急医療に対応する病院を作ったのです。15年前に私はこの地域に戻りました。数年後、県立病院が民間移譲されるという話がありました。結果的には移譲先にはならなかったものの100床近く病床

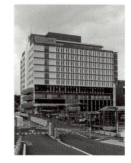

社会医療法人石川記念会 HITO 病院
愛媛県四国中央市上分町
病床数：257床（HCU10床、地域包括ケア病棟53床、緩和ケア病棟13床、回復期リハビリテーション病棟50床）

をもらい、地域の中核病院として新築移転をしました。HITO病院に名前を改めたのはその時です。

松村　「HITO」という名前に込められた意味は何でしょう？

石川　もっとも大切にしたのは、創業から父が守って来た「患者さんを最期まで見捨てない」という思いです。それを大事にする方向で、新しい名前を考えました。人がより良く生きるための医療、病を診るだけではなく、人を診る医療でありたい。そんな思いを込めて、「HITO病院」という名前に決めました。コンセプトは、「いきるを支える」です。また、地域に根ざした病院になろうという決意から、公的医療機関の色彩が強い「社会医療法人」に改めました。

松村　イノベーションには、最初のネーミングやコンセプト、こうありたい姿がすごく大事なのだと考えています。

石川　病院名は、名や人名に由来するものが多いと思うのですけども、病院の名前を口にするたびに、それが行動規範になっていることが非常に重要であると思っています。

松村　覚えやすい名前ですね。それと、人を診るというのは、ど真ん中の直球です。

石川　コマーシャルするときに、まさにそれがあって、「どうぶつ病院はあるのに、ひと病院がないのはなぜだろう」というキャッチを

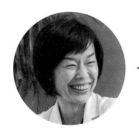

> 病院の名前を口にするたびに、それが行動規範になっていることが非常に重要であると思っています

石川賀代（いしかわ・かよ）　愛媛県生まれ。1992年東京女子医科大学卒業後、同大学病院消化器内科入局。1999年大阪大学でウイルス研究に従事。2002年に愛媛に帰郷し、石川病院（現HITO病院）入職。2010年理事長・病院長に就任。2013年愛媛大学臨床教授。地域包括ケア病棟協会幹事。

> Humanity – 患者さまを家族のように想い、温かく接します。
> Interaction – 患者さまとの対話を尊重し、相互理解に努めます。
> Trust – 技術と知識の研鑽に努め、信頼される医療を目指します。
> Openness – 心を開き、患者さまと公平に向き合います。

作ってもらいました。

松村　ベッド数が大幅に増えたのにもかかわらず、ベッド稼働率が約9割ということですが、ご苦労もあったのでしょう。

石川　苦労したのは、スタッフ確保でした。153床から104床増え、257床になりました。病棟も、緩和ケア病棟とハイケアユニットを新しく開設。また、患者さんに安心して自宅に戻っていただくために、ケアミックスという考え方も父の時代からありました。

松村　地域のニーズに応える形でそれらを全部実現していく……。

石川　地域に緩和ケア病床がなかったので新しく開設したかったし、地域の中核病院として、高度急性期の機能をさらに強化したかった。また、この地域には後方病床が少ないということもあり、在宅復帰を支援する病床も必要でした。

雇用面の工夫

松村　まさに、地域に根ざした病院として踏み出したわけですね。スタッフの確保にご苦労があったとお聞きしました。特に地方では、切実な問題です。スタッフの雇用の面での強みはありますか？

石川　愛媛県の東の端に立地していて、人員確保が難しい地域性があります。看護師を例にとっても女性が多い職場です。長く働いてもらえるようにライフスタイルやニーズに合わせることできるようにと注力しています。それぞれのライフステージにおいて働きやすく、キャリアアップの希望に応えることができる職場環境の提供です。石川ヘルスケアグループの中で生活のスタイルに合わせて、働き場所を選択できるのが強みなのかなと思っています。そ

れと、組織のためというより、自分のために働く喜びがある職場を創出していきたいですね。今年4月からは在宅テレワークを試験的に導入しています。
松村　重要な観点ですね。患者さんのニーズはもちろん重要ですが、スタッフのニーズ、ライフプラン、働きがいを考えて、職場環境を作るのは素晴らしいことだと思います。

HITO病院の魅力

松村　田渕さんとは古くからお付き合いをさせていただいています。愛媛大学医学部附属病院の看護部長を退職なさり、HITO病院に副院長として、1か月半前に就任されたわけですね。その理由をお聞かせください。

田渕　38年間大学の附属病院に勤務しました。その中で大切にしてきた私の思いがありました。外科病棟の看護師長をしていたころの経験をお話しさせてください。その時代は、患者さんが最後に一度でもいいから家に帰りたい、外泊をさせてほしいと望んでもそれがすぐにはかないませんでした。病院完結型で、地域に社会資源が少なかったこともあります。でも私は、どうしても患者さんの思いをかなえたかった。そこで、主治医の先生と一緒に看護部に泣きついたり、附属病院のトップに許可してくださいと何度も足を運んだりしました。それでやっと理解していただき、あぜ道を酸素ボンベを抱えて、救急に対応ができる薬品をバッグに詰め込んで、先生と協力してくれるスタッフと一緒に患者さんを自宅にお連れしたんです。そのころは、まだ救急車に看護師が同乗できない時代でした。

その後、看護部長に就任したときに、医療制度の後押しもありましたが、患者さんを安心して地域にお返しする、最期は住み慣れた地域で暮らしていただくという思いを込めて「総合診療サポートセンター」を開設する機会を得ました。

松村　退院支援加算がつく前のことですね。

田渕　加算がつく前から、看護師を地域に出していました。病院の持ち出しでしたが、教育だからと病院長に交渉して……。社会が認めるものであれば、加算は後からついてきます。その後、石川先生に出会って、声を掛けていただきました。

松村　今につながる出会いとなったわけですね。

田渕　看護部長には、1期5年で2期10年という任期制を示されていましたし、大学病院の看護部長ができても、地域の看護実践ができるのかという思いもありました。そのときに、石川先生が語られる地域への思いや医療への熱意やHITO病院のコンセプトである「いきるを支える」という意味の深さに共鳴し、この病院にお世話になることになりました。

地域に対してできること

松村　さきほどから「地域」という言葉がよく登場します。

石川　この地域は、人口減少が続いています。高齢化も進んでいますが、2025年から先は、入院する方も減っていくでしょう。そうした時代の流れのなか、病院がこのままのサービス提供体制であり続けることができるかは疑問です。

松村　将来の変化にどう対応するかということですね。

石川　はい。これからは、医療や介護は、病気になった人だけを手当てするのではなく、人に元気を与えるものになっていく必要があると思うのです。地域と一緒に歩む病院として、自分たちが地域に出て行ったり、社会貢献をしたり、町を元気にするお手伝いをす

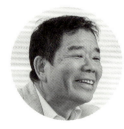

在宅医療の充実のために看護部の果たす役割は大きいのだろうと考えています。

松村啓史（まつむら・ひろし）

ることが非常に大切になってくると思います。同時に、雇用を創出するということ、予防や高齢者の生活スタイルを視野にいれていろいろな提言をすること。地域包括ケアシステムの中で、医療や介護はごく一部だという自覚を持ち、地域の住民の方が生まれてから亡くなるまでの間で、私たちができることを見極めながら、応援していきたいと思っています。

松村　お話の中で、人口減少、高齢化、雇用創出、予防、生活スタイルなど、いくつかのキーワードが出てきました。

石川　高齢者の方が自分らしく生きがいをもって地域で働ける場を提供できるのは重要だと思っています。認知症の方であっても、ご自分が慣れ親しんできた仕事に関わることができれば、生き生きとしてきます。病気をしても、年を取っても、社会に還元できる場を提供していきたいなと思っています。いろんな世代の人たちが交わるような場を提供したいとも考えています。

　経営サイドの役割としては、その資金源をどのように創り出していくかということですね。

看護の専門性を地域で生かす

松村　病院が提供する医療は、これからどのような方向に進んでいくとお考えですか？

石川　病院が持つ機能が集約されていくのではないでしょうか。たとえば、病院に入院して治療するという形は、もっとコンパクトになると思っています。これからは、地域の生活に近いところで行われる医療が病院に求められていくでしょう。そのために当院では、在宅医療のさらなる充実を目指します。

松村　在宅医療の充実のために看護部の果たす役割は大きいのだろうと考えています。田渕さんは、大学病院時代、看護師たちが地域に出ることを推し進めたのですよね。

田渕　はい。でも今振り返ってみると、地域はまだまだ遠かったなあと改めて感じています。大学病院には、専門性の高い看護師が数多

くいます。それらの看護師にもっと地域に出て活躍すると同時に、地域で学んでもらう必要があったのだろうなあと。たとえば在宅では、大学病院のように衛生材料が揃っていません。その環境の中で専門スキルを発揮する必要があるんです。

松村　それを地域が求めている……。

田渕　こちらの病院に来て、それを強く感じています。高度急性期でフィジカルアセスメントができても、地域でアセスメントができないと意味は薄い。両方の統合された力を専門性の高い看護師が持てば、大活躍できると思います。

松村　地域の中核病院であるHITO病院は、大学病院よりも地域に近い位置にありますね。やはり、イノベーションの原点は地域であって、そこから沸きあがってくるものなのでしょう。私はかねがね、グローバリゼーションは、ローカリゼーションの集合体だと感じています。

石川　病院が築きあげてきた専門性を、地域や在宅に還元することが求められているのだと思います。HITO病院は、250床あまりのコンパクトな病院です。だからこそ、ある程度自由にできることがあるのだと感じています。

在宅医療をどのように充実させるか

松村　在宅医療を具体的にどのように充実させていこうとお考えですか？

石川　急性期では多職種のチーム医療が実践されています。ところが地域に視点を移すと、訪問看護師やヘルパーが主の訪問サービスです。急性期から在宅につなげるのに当たって、多職種によるチーム医療を在宅でもできないかと考えます。方法としては、多職種のケアステーションという形でしょうか。医療度の高い方へのバックアップはHITO病院が行います。たとえば、人工呼吸器がついている方を受け入れる施設がこの地域にはありません。それをバックアップできる体制があれば、スムーズに自宅に帰ってい

ただけるのだと考えています。

松村 そうした制度は確立していないので、まさにイノベーションなのですね。多職種によるチームにはスキルも必要ですね。

石川 そのためには、教育が必要になっていきます。急性期から在宅までの教育システムをつなぐのです。

田渕 石川ヘルスケアグループには、いろいろな施設があるので、そこをモデルとして、看護職だけではなく、ヘルパーさんたちの教育をしていこうと考えています。教育はスキルの向上のために行うわけですから、ラダーという物差しが有効でしょう。看護職にもラダーがあるように、ソーシャルワーカーやヘルパーにもラダーをつくり、段階的な教育をしていくことが着実なスキルアップにつながっていくと確信しています。すでに、ソーシャルワーカーのラダー作りに着手しました。

松村 各専門職のラダーは、HITO病院発のイノベーションとなるかもしれませんね。それも、地域で生きるラダー。

石川 いきるを支えるためには、スキルを裏付けする確かな物差しが必要です。

松村 ラダーは、キャリアアップのインセンティブにもなりますね。

石川 組織の継続のために、人材教育がもっとも大切だと考えています。それが、二代目としての私の使命でもあります。スタッフが「ここで働いていて良かった」と思える病院。もちろん患者さんにも「ここに来て良かった」と感じてもらえる病院。つまり、「良かった」をいっぱい積み重ねていくことが、組織の継続のために欠かせない要素なのではないでしょうか。

松村 まさに、ピーター・ドラッカーが言う「経営とは組織の永続化」ですね。仕事におけるスキルアップのほかに、何か取り組まれていることはありますか？ 駅伝を始め、オフサイトミーティング的な活動をされているようですね。

石川 駅伝のほか近隣3病院との野球の交流戦（HITOカップ）や、レクバレー大会を開催したりと職種を超えていろいろなイベントを

するなどの活動も盛んです。

松村 オフサイトミーティングは、イノベーションの源泉の1つだと思います。

石川 仕事の中でつながるのは大事ですが、仕事の場面では職種によるハードルがどうしてもあります。コミュニケーションを気軽に交わせるとハードルがより低くなります。そうした環境づくりが欠かせないのだと思います。

病院発、地域発のイノベーション

松村 イノベーションとは人間が起こすものです。地域に住んでいる人たちが、経済的にも、精神的にも、そして健康面でも元気なことが、イノベーション活力の源泉です。そしてもう1つ、地域発のイノベーションが医療において求められる理由があります。以前、星野リゾートの社長と話したときに、病院経営とホテル経営は、大半が人件費であるという共通点がある。ただ大きく違うのは、病院はプライシング（価格設定）ができないという点です。

石川 そうなんです。そうなんです。

松村 「医療イノベーション」の本質はこのあたりにあるような気がします。ところで、HITO病院のインテリアはとても落ち着きますね。色使いもそうですが、いたるところに絵画を飾っていて。

石川 父と母が集めていたものを、アートの会社をやっている女性のア

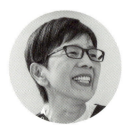

> 地域に応じた仕組みを創出することがイノベーションなのではないかと思うんです

田渕典子（たぶち・のりこ） 1979年愛媛大学医学部附属病院へ入職。2007年4月同病院看護部長へ昇任。総合診療サポートセンターを立ち上げ、副センター長を務める。2017年HITO病院へ転籍し、副院長兼地域包括ケア推進室副室長へ就任。

ドバイスを得ながら場所ごとにシリーズ化して飾っています。美術館のような内装を心がけ、患者さんの目に触れる場所だけではなく、スタッフだけが通る廊下にも絵画を配置しています。病院は緊張する職場です。だからこそ、患者さんの元を離れたときはリラックスして、気持ちを切り替えてもらいたいと考えました。

松村　HITO病院は、この規模でありながら広報課が組織としてあることも特筆すべき事柄ですね。

石川　現在3名のスタッフがいます。広報には、外向きと内向きの活動があって、そのどちらもが大切なのだと考えています。特にスタッフ全員に病院が目指している方向を理解してもらうことは必要不可欠で、その意味でも外向きのプレスリリースや広報誌の発行だけではなく、スタッフに対する活動にも力を入れています。

松村　まさに、インターナルな広報はとても重要で、病院が向いている方向をスタッフが共有するために広報が果たす役割は大きいのだと思います。

石川　社会のあり方が、めまぐるしく変わっています。今まで、誰もが体験したことのない高齢化や人口減少。必要なのは対応力です。病院も今までのあり方で良いのかというと、決してそうではなく、次の時代に向けて継続的に歩み始めることが大切です。そのためには、自分たちも変わっていく必要があります。それがたぶんイノベーションなのかなあと思います。

田渕　それらをするためには、医療が政策や制度の中だけで一喜一憂するのではなく、病院が先頭を切って地域のボランティアを組織化するなど、地域に応じた仕組みを創出することがイノベーションなのではないかと思うんです。

石川　スタッフを路頭に迷わすわけにはいきません。奇をてらうのではなく、王道を進みながら、イノベーションに取り組んでいきたいですね。

（2017年5月16日収録）
取材・執筆／佐賀由彦、写真／坂井公秋

兵庫医科大学病院看護部のイノベーション
～社会の流れと看護師のニーズに合わせた変革

　兵庫医科大学病院看護部のモットーは「WE SET SWEET」です。SWEETの頭文字であるSincerity：誠実な（行動）、Warm：あたたかい（対応）、Evidence：根拠ある（実践）、Ethics：倫理（的感性）、Technique：（確かな）技術の5つの要素は、当院の看護師に備えていてほしいとの願いです。

　平成25年度から「SWEETな看護実践をできる看護師育成」へ教育研修を刷新しました。

　平成28年度には、教育研修と人事考課を連動させるシステム構築への変革に取り組み、基盤作りに成功しました。

　現在は、そのシステムの浸透と具体的な方法の最終決定段階にあり、看護部だけでなく、人事部も巻き込んだ組織変革の最終段階にきています。社会の流れと看護師ニーズを調査し、それらに沿ったシステムになりつつあります。

　イノベーションに至った背景は、従来の教育研修の課題への取り組みに始まります。兵庫医大では、毎年年度後半（秋ごろ）に次年度の研修計画に入りますが、この時期に企画すると、まだ全ての研修が終了していないため、未開催の研修の評価を活かすことができません。また、過去3年間の研修を振り返っても、毎年同じような内容になっており、マンネリ化していました。

　さらに研修に「参加する」ことで満足してしまい、現場での実践につながらないこともあり、それは看護師の主体性や積極性不足などとも関連していました。

1. プロジェクトの3ポイント

　3ヵ年プロジェクトには、それまでの課題を解決するための3ポイントを設定しました。

　1つ目は、3年分の研修を企画し、各年にテーマを設定する。

2つ目は、社会人基礎力向上に効果的な実践型学習を導入する。

社会人基礎力とは、平成18年に経済産業省が提唱したもので、社会人に必要な能力であるとともに、専門的知識・技術を発揮する基礎となる能力です。社会の流れに伴い、現代の日本では、この能力を社会人になるまでに育成することは難しく、就職後も育成し続ける必要があるといわれています。

3つ目は、中堅看護師の疲弊のもととなっていると考えている「教育力強化」のための多様な研修を開催したことです。

それぞれが相互に影響し合って、3年後には大きな成果を得ました。

教育研修3ヵ年プロジェクトでは、教育力の強化や部署を超えた人間関係が構築され「チーム活動が推進される」、「現場で学びが実践される」などの大きな反響を得ました。以前のシステムでは、それらを適切に評価できていなかったため、評価制度への疑問や見直しの声が、強くなってきたのです。

教育研修3ヵ年プロジェクトのポイント/成果

ポイント1　3年分の研修を企画
テーマ設定
- 看護師が3年先を考えて、研修に参加する
- 看護部の目指す方向性を部署、スタッフが意識する

ポイント2　社会人基礎力向上に効果的実践型学習を導入
- 部署を超えた人間関係が活性化
- 現場の学びの活用度アップ

ポイント3　教育力向上のための教え方を学ぶ研修
- 中堅看護師の教育への興味アップ
- 現場の学びの活用度アップ

平成28年4月 人事考課と連動したキャリア開発システム

クリニカルラダーが人事考課に反映していないことに対する疑問や見直しの声（全看護師対象アンケート結果から）

学びや習得した能力を生かした実践が評価されていない

教育研修3ヵ年プロジェクトによる「現場教育力」「組織力」アップ

2. 標準的な役割を明確にしてワークライフバランスをとる

「役割等級表」には、当院看護部が求める SWEET な看護を実践する「標準的な役割」を明確にしました。下図のように Standard-SWEET までは標準的なものなので、ここまでは1年毎の「定期昇給」=「標準的な昇給」とします。Advance-SWEET 以上の役割は成果を出すことを求められるもので、この役割を担うかどうかは自分で決定し、成果を出せば昇給に結び付きます。

妊娠、出産などのライフスタイルの変化で役割が果たせなくなった時は、標準的な役割に戻ることができるので、「能力が下がったと捉えることはない」ためストレスは発生しません。

ワークライフバランスを大切にすることをシステムで示したので、妊娠中の看護師や子育て中の看護師には特に好評です。社会の流れと組織で働く看護師のニーズに沿ったシステム構築は、看護師の能力開発とモチベーションアップに役立つと現場の方々も実感しています。

評価システムの最終決定と全システム稼動を目指して一丸となって取り組んでいます。まさに現場ベースのイノベーションです。

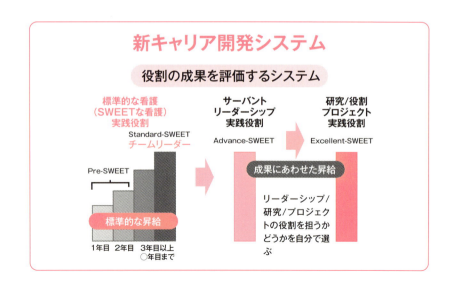

愛媛大学医学部附属病院のイノベーション
～院内売店のイノベーター

　愛媛大学医学部附属病院には、おいしいパン屋さん、床屋さん、売店、果物屋さんが揃ってるストリートがあります。もはや商店街が病院にあるのです。特にパン屋さんは素晴らしくおいしいお店です。

　何といっても看護部主体で作ったオリジナルグッズのコーナーがあることです。売店を通じた顧客満足イノベーションの先駆けです。

　売店は今後は、院内の需要供給にとどまらず、外へ打って出る時代です。つまりわざわざ病院の売店に一般の人に買いに来てもらうのです。

　病院は、栄養科、リハビリ科、診療科、看護部と人の健康をイノベーションするプロのスタッフの集合体です。それを活かしてたとえば、栄養たっぷり弁当とか患者さんにマッチした食べやすい柔らかい野菜食材、低カロリースイーツを提供するなど、需要はたくさんあるはずです。

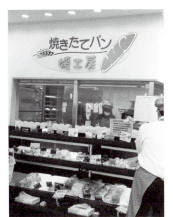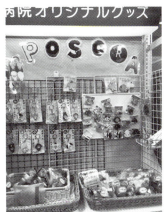

愛媛大学医学部附属病院の売店

魚沼基幹病院のイノベーション
〜医療者不足の抜本改革、患者ニーズに沿った地域連携

　地域医療を根底から作りあげたケースは魚沼基幹病院です。ドクター不足を抜本改革して患者分析を行い、患者ニーズに沿った核病院と地域病院の連携を行ったモデルケースです。

　魚沼地域全体を1つの病院と見立て、地域医療を設計し、新潟大学の系列の基幹病院として超急性期を核に近隣の病院と連携して画期的な医療ネットワークを作りました。

　また看護師を魚沼に呼び込むためにアウトドアライフを提唱しています。たとえば、魚沼といえばコシヒカリ米です。病院自らもUKB（魚沼基幹病院）米を敷地内で作っています。

　魚沼地区は元々、人口対医師の数が圧倒的に少ない医療過疎の状態でした。近隣には公的・私的の中規模病院があり、鎬(しのぎ)を削っていました。

　医療の細分化・専門化はどんどん進み、それに伴って医師不足はさらに加速しています。地方の高齢化地域では、そんな専門特化したドクターでは対応はできません。多種の複合疾患を持つ高齢の患者さんが多い地方の地域医療のニーズは、総合医です。このような地域医療のニーズに即した医療体系を作りあげたのが魚沼医療圏です。魚沼医療圏を1つの病院と捉えて医療の再構築を行ったのです。新潟大学医歯学総合病院のサテライトとして中心に魚沼基幹病院を作り、周辺の病院と連携した医療を行っています。

　これは、効率的かつ合理的な医療提供システムとして海外でも注目されつつあります。

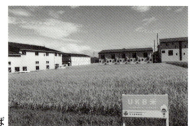

病院で作るUKB米の田んぼ

イノベーションを起こそう！
~イノベーションに役立つシート集

※ 💡マークのついたシートはダウンロードできます。
ダウンロード方法は p.119 に記載しています。

組織のイノベーションプラン

　組織のイノベーションに役立つシートを紹介します。全部を使う必要はありません。

・必要部分をピックアップして活用ください。
・これらのシートはテスト問題の回答書ではありません。
・頭と心の整理、そして行動力を高めるためのシートです。

　議論する「テーマ、課題」を整理して、ブレーンストーミングが噛み合うようにするために活用してください。
　テスト回答のようにきれいに全て埋める必要は、ありません。自分の心に聞くシートです。気になることややりがいのあることを発見するのです。

シートを使ったブレーンストーミング法

①客観データは事前に整理・配布する。参加者は事前にそれを見て、各自考えたこと、感じたことをメモにしておく

②ファシリテーターをテーマ毎に決める

③参加者は1人5分以内に各時の「考え」を発表する

④上記を受けて、自由に30分間話し合う

⑤ファシリテーターがまとめる

まず自分の病院が今、何者なのかを考えてみます。

Ⓐ自病院（自組織）は何者なのか？

①収入・費用・利益（税前）の推移（3年間）

組織は利益だけを目標に運営するものではありませんが、利益がないと存続できません。利益は経営の大きな手段です。利益実態をまず確認しましょう。

事務部門や医事課の人たちを呼んできてフェイス・トゥ・フェイスで聞きまくりましょう。そして事務の人たちの問題意識をシェアするとともに看護の問題意識を理解してもらいましょう。

このブレーンストーミングは、不満吐露や文句の発表会ではありません。互いに組織の実態をシェアし、将来を見据えましょう。このシートはそのためのものです。ボトルネックと強み・機会を3つ以内に絞り込みましょう。最大で3つですので、1つでもOKです。

②ベッド稼働率・平均在院日数・入院患者数・外来患者数の推移（3年間）

病院経営の基本項目について議論しましょう。それは、①ベッド稼働率、②平均在院日数、③入院患者数、④外来患者数の推移です。できれば、3年間くらいの推移を観察しましょう。

そこからイノベーションのヒントのある何かを発見しましょう。

イノベーションは、一般的に現在の延長線上になく非連続なものだといわれていますが、それは、学問的な一般論です。

イノベーションの起点は現状の現実にあります。

③直近のカテゴリー別利益（わかる範囲で）

利益の源泉を見極めましょう。つまりどの診療科のどの機能から利益が生まれているかです。

このシートは急性期の総合病院向けに作ってありますが、専門病院や専門施設の方々は、縦列の主な診療科・入院・外来の項目を自由に置き換えて活用ください。

7　イノベーションを起こそう！

Ⓐ　自病院（自組織）は何者なのか？
① 収入・費用・利益（税前）の推移（3年間）

年	年	年	年
収入	百万円	百万円	百万円
費用	百万円	百万円	百万円
利益	百万円	百万円	百万円

⇒　ボトルネック（問題点）は何か？　強みと機会は何か？

1)	1)
2)	2)
3)	3)

Ⓐ　自病院（自組織）は何者なのか？
② ベッド稼働率・平均在院日数・入院患者数・外来患者数の推移（3年間）

年			
ベッド稼働率			
平均在院日数			
入院患者数			
外来患者数			

⇒　ボトルネック（問題点）は何か？　強みと機会は何か？

1)	1)
2)	2)
3)	3)

Ⓐ　自病院（自組織）は何者なのか？
③ 直近のカテゴリー別利益（わかる範囲で）

医事課・事務部門にヒアリング　　　　　　単位 百万円

主な診療科（5つ以外）	入院	外来
①		
②		
③		
④		
⑤		
その他		
合計		

⇒　ボトルネック（問題点）は何か？　強みと機会は何か？

1)	1)
2)	2)
3)	3)

107

Ⓑ患者はどこから来ているのか？　ナースはどこから通勤しているか？

　自病院・自組織のレゾンデートル（生存領域）を認識するシートです。看護部長クラスは全体を、病棟師長や外来師長やオペ、ICU師長は自部署だけにフォーカスして記入してみてください。

　需要サイドである患者さん、供給サイドである看護師双方について確認しましょう。

　地域医療だと思っていた組織でも意外と特定の目的で遠方から来ていたりします。

徹底議論課題ⒶⒷ

　ここまでに作ったシートを踏まえ、徹底議論する項目を絞りましょう。このⒶ、Ⓑの2枚のシートはとても大切です。

　自組織の強み・機会を徹底議論して自組織はどうなりたいかを共有しましょう。

　自組織が大きな組織の管轄下にある場合は、この議論を踏まえて大きな組織の幹部と話し合いましょう。

　トップダウンだけでは、イノベーションは起きません。ミドルアップダウンまたは、ボトムアップがイノベーションの源泉です。

人財イノベーション

　イノベーションは、人財開発です。ところが人財開発ほど難しい仕事はありません。

　従前の目標管理制度や目標管理シートでは、マイクロマネジメントに陥ってしまいます。つまり顕微鏡のように近視眼的に人を見ていては育成できないのです。

　110ページのシートは、取り扱い注意の極秘シートで、禁コピーです。十分に配慮して丁寧に扱ってください。議論が終わるとシュレッダーにかけてください。

　まず自分の部下たちを思い浮かべてください。縦軸に能力、横軸にモ

Ⓑ 患者はどこから来ているのか？
　　ナースはどこから通勤しているか？

医事課・事務部門にヒアリング

〈患者さん〉

市町名						合計
	%	%	%	%	%	100%

〈ナース〉

市町名						合計
	%	%	%	%	%	100%

⇒ このままでよいか？どうしたらよいか？

徹 底 議 論 課 題 Ⓐ

強み　　　　　　　　　　　**機会**

① 　　　　　　　　　　　　 ①

② 　　　　　　　　　　　　 ②

③ 　　　　　　　　　　　　 ③

徹 底 議 論 課 題 Ⓑ

どうなりたいか？（組織の方向性）

1）

2）

3）

ラル、やる気を示したこの表に自分の部下の名前を書き入れましょう。

モラルが高く、能力の高い人が「人財」です。モラルが高いが、能力の低い人が育成の能力開発の可能性が高い「人材」です。モラルが低いが、能力の高い人は、モラルアップの可能性が高い「人在」です。

どちらも低い人があらゆる可能性が低い「人罪」です。

このシートを記入して幹部が集まってクローズで話し合いましょう。育成のアドバイスやヒントが見出せます。また普段気付いていなかった意外な部下の良い点は、他部署の人たちが見抜いています。

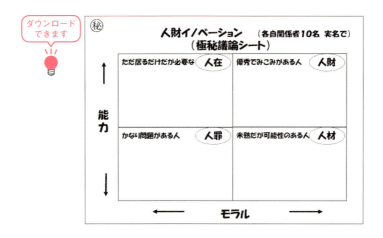

コミュニケーションのイノベーション

イノベーションでもう1つ大事な点は、コミュニケーションです。

イノベーションで成功し発展している組織はコミュニケーションが素晴らしいのです。そしてイノベーションを次々に起こせる風土を築きあげています。その風土がある理由は、本音で何でも言い合えるからです。

仕事で自分と関係がある人を3名ピックアップしてこの項目を書きましょう。そして1時間くらいかけてその人たちと話し合いましょう。

最初は、相手の人は少しショックも受けますが、見違えるほどコミュニケーションが良くなります。

自組織の1年間のイノベーションプラン

いよいよ仕上げです。組織のイノベーションを起こすために1年間自分は何をするか決めましょう。

そして関係する人たち（1年後、あるいは半年後の途中経過も関係する人たちにも）に決意発表し、丁寧な質疑応答を行います。

あなたのイノベーションプラン

ワークライフバランスを確認しよう

　まず現在のワークライフバランスを自己採点しましょう。

　できればその内容を対象の人たちに評価してもらいます。

　そして1年後の目標を記入します。1年後に再び自己採点して、対象の人たちに評価してもらいましょう。

WLB自己確認と、これからどこに力を入れるか？

	現在の点数	1年後の点数
家庭人として	点	点
職業人として	点	点
市民・近隣住人として	点	点
友人として	点	点
自己の満足度として	点	点

自分を見つめ直す

　自分を見つめ直すために7つの質問を考えて書き出してみましょう。次に、横軸に年代、縦軸に幸不幸を考え自分のイノベーションプランを作りましょう。これまでの人生をプラス・マイナス曲線で振り返り、今後の目標を書いてみてください。

7つの質問を考えて書こう

1. あなたの強みは？
2. これまでで一番の感動の思い出は？
3. 自分が没頭できる好きな趣味は？
4. 一番やりがいが出ることは？
5. 今年の七夕の願いは？
6. 将来の夢は？
7. どこでどんなふうに最期を迎えたいか？

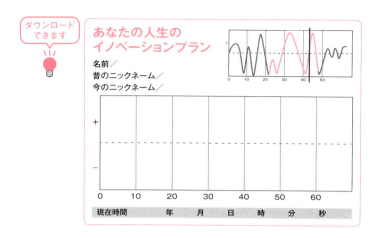

イノベーションを成功させる

ここまでワークを進めたら、後は決意して人生をイノベーションしていくだけです！

> **今日から人生を変える**
>
> **自分を整える**：姿勢と深呼吸
>
> **周りと時を友達にする**：笑顔と心と握手
>
> **はっきりした目標と行動を習慣に**

人生の指針は米国の作家エルバート・ハバード（1856-1915）が示してくれています。毎朝からイノベーションが始まります。この詩をじっくり朗読してください。

エルバート・ハバードの言葉

家から出るときは、姿勢を正し深呼吸する

出会う人々には笑顔で接し、握手には心を込める

誤解されることなど心配せず、無用なことに心を煩わさない

やりたいことをしっかりと心の中で定め、

その目標に自分の力を注ぐ

これを守れば、いつのまにか、あなたの叶えたい願いを

達成するために必要なものが全て、

自分の手の中にあることに驚くことになる

そして以下を実践しましょう。

心を込めて仕事をする
そうすれば絶対成功する。なぜなら、ほとんどの人は、心を込めて仕事をしないから

仕事に幸せを見出す
そうでないと、幸せとは何か、わからないから

悩みに忙殺されない
なぜなら、多くの人たちが、仕事より悩みと格闘しているから

また、最後に以下の言葉を贈ります。

『人を動かす』の著書で有名なデール・カーネギー（1888-1955）は品位・礼儀の基本を6つの心得としてまとめました。人間性・対人力を高める日常の6つの項目です。

礼儀正しさの習慣を身に付けることができる6つの心得

デール・カーネギー

1. 相手の話には熱心に耳を傾ける
2. 相手の話に口をはさまない
3. 初対面の人の名前はすぐ覚えて、できるだけ使う
4. もし相手の言い分が間違っていても、そっけなくやりこめるのは良くない
5. 自分のほうが偉いといった態度を見せない
6. 自分の考えが誤っていれば、素直にあやまる

 おわりに

　私の人生のイノベーションプランを、私の職業人生を振り返って書いてみました。結構、山あり谷ありです。でも、そのときそのときで精いっぱいのことをして、自分の道を切り開いてきたように思います。みなさんも仕事をしている中で投げ出したくなったり、辞めたくなったりすることがあるでしょう。こんな山あり谷ありの人生でもあきらめなかったこと、それがあったからこそ今がある、ということがご参考になれば幸いです。

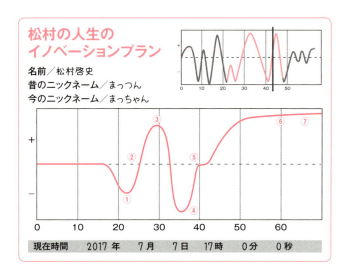

①最初の仕事は、食品倉庫番
　1976年にテルモに入社。当時は、オイルショック後の大不況で仕事はありません。結局、人手が足りない関連倉庫で働きました。

②テルモ大阪配属
　1年後、人事部長に切なる手紙で訴え、テルモ大阪支店営業配属になりました。営業は顧客に大きな価値を与えないとお客様から採用されません。営業イノベーションは、テルモとユーザーの共同作業で培う価値創造です。価値創造のバロメーターは、採用時に顧客から「ありがとう！」と言われることだと学びました。

③営業No.1
　営業着任後から6年間、全国1位を達成でき、本社異動になりました。ところ

が、新築マンションを京都に購入したばかり。家族全員で泣く泣く東京都日野市に引っ越しました。

④本社での強烈なイジメ

　私が天狗になっていたこともあり、当時の営業部長の強烈な「イジメ」にあいました。そのイジメは陰湿で周囲を巻き込んだもので、誰も私に近寄らない状態が続きました。朝から夜まで叱られっぱなしで、2年半、ほとんど休みなしで働きました。

　毎月「降格だ、クビだ」とおどかされ、毎週日曜日の夜は、うつ状態。家族に心配をかけるほど落ち込んでいました。会社を辞めようと何度も思いましたが、東京に来て負けるわけにいかないとの思いで必死でした。

⑤社長宅へアポなし訪問で直訴

　新卒採用時、私は社長の最終面接でテルモに入りました。つまり社長が私を採用してくれたのであり、解雇されるなら社長に解雇されようとの思いで日曜日に当時の社長の自宅をアポなし訪問しました。社長へ話した内容は、営業部長への不満ではありません。自信喪失の自分自身の仕事の考え方を聞いてもらうためです。その時、強烈な激励を受けました。その後パワハラ上司はすぐに異動し、その後退職しました。この経験がテルモの理念のワンフレーズになっています。
「直属の上司が、あなたの障害になっているなら、その上の上司に相談しましょう」。ただし、その場合は本当に覚悟を持たなくてはなりません。自分自身の努力や力が不足していないかをまずきちんと振り返る必要があります。

　さらに自覚したのは、現実に置かれたその場所で成果を出して勝つことの重要性です。"The best place for each is where he stands."「一番良い場所は、今、現実に闘っているこの場所」。今のこの環境で勝つことしか、自分自身の成長につながらないのです。

⑥経営企画室とWharton School

　その後、八王子支店長を経て、営業本部、そして経営企画室に異動。そんな折、短期の海外留学のチャンスを得ました。それは、ペンシルバニア大学Wharton School（ビジネススクール）です。2000年、46歳でアメリカに留学。ここには世界中のエリートが集まっており、日本人はたった2人で私が最年長でした。それを思うと無謀な挑戦でした。

　授業は、早朝から深夜に及び、毎日早朝に莫大な量の宿題を提出しなければなりません。英語も知識も不十分な私は、毎日徹夜しても追いつけません。限界を感じた私は、毎日の宿題を自分1人ですることは諦めました。その代わり、こ

の宿題なら受講生の誰が得意かをマーケティングしました。宿題ごとに、その分野が得意な仲間の生徒の部屋を、寿司とビールを持って訪問して宿題を教えてもらったのです。最終授業では、一番落ちこぼれの私が代表でプレゼンテーションを行いました。必死のプレゼンでしたが、終わった途端、全員が、立ち上がってスタンディングオベーションをしてくれました。涙があふれて止まりませんでした。

⑦取締役から代表取締役副社長

この経験を経てテルモの素晴らしい上司であった和地会長、高橋社長、武常務に出逢ってトップ幹部になることができました。大切にしているのは、あらゆる現場で、社員がほとばしる熱気で動いている「熱狂する現場」状態を維持継続することです。

⑧顧問そして看護の応援団として

2017年4月に代表取締役を退任して顧問となりました。

顧問になって自分で本当にやりたいことは何か？を問いました。母が看護師であったことから、これまでも自身の仕事の1つとして看護に関わらせていただいてきましたが、やはり微力ながら日本の素晴らしい看護を応援することだと気付きました。これからも講演や研究発表や著作で看護を応援し続けます。

最後に、個人的なことですが、私の最大の趣味は音楽です。ジャンルはロック、ジャズ、クラシック、Jポップと非常に幅広く、特にロックは大好きです。

ロックは、世界を変えるパワーがあります。デビッド・ボウイのコンサートがベルリンの壁を壊したこと、レディ・ガガが障害者やマイノリティを元気付けたことなど、数限りなくグローバルに良い影響を与えています。日本の「ベビーメタル」が世界の音楽シーンに「かわいい」メタルロックというイノベーションを起こしています。そして「イジメ、ダメ、ゼッタイ」という曲で「イジメ」を撲滅しようとしています。

音楽は、グローバルに風土を変え、世界平和に貢献します。

松村啓史

イノベーションに役立つシート集ダウンロード方法

本書p.105「7 イノベーションを起こそう！」の💡マークがついたシートは専用ウェブサイトから以下の手順でダウンロードできます。

1 メディカ出版ホームページ（http://www.medica.co.jp/）にアクセスしてください。

2 メディカパスポートにログインしてください。取得されていない方は、ホームページ内の「はじめての方へ　新規登録」（登録無料）からお進みください。

3 本書紹介ページ（http://www.medica.co.jp/catalog/book/6896）を開き、「本文連動資料のダウンロード」をクリックします（URLを入力していただくか、商品検索で「T030360」を検索してください）。

4 「ロック解除キー入力」ボタンを押してロック解除キーを入力し、送信ボタンを押してください（ロック解除キー入力ボタンは、メディカパスポートログイン時のみ表示されます）。ロックが解除され、ダウンロードが可能となります。

　　　　　　　ロック解除キー：　kangoinovation2017

※WEBサイトのロック解除キーは、本書発行日最新のものより5年間有効です。有効期間終了後、本サービスは読者に通知なく休止もしくは廃止することがあります。

ご利用にあたって注意していただきたいこと

①イノベーションに役立つシート集のダウンロードサービスの対象は、本書を購入いただいた方のみとします。メディカパスポートに登録した後、ダウンロードしていただけるシステムです。

②pdfは看護イノベーションのツールとして無料でご使用いただけます。

③使用にあたっては必ず『ナイチンゲール、ドラッカー、クリステンセンに学ぶ看護イノベーション』の出典表示を含めてください。一部を使用する場合も、必ず出典を明記してください。

④ダウンロードした資料をもとに作成・アレンジされた個々の制作物の正確性・内容につきましては、当社は一切責任を負いません。

⑤データやID・パスワード（ロック解除キー）を第三者へ再配布することや、商用利用はお避けください（商用利用…販売を目的とする宣伝広告のための、ダイレクトメール、チラシ、カタログ、パンフレットなどの印刷物への利用）。

⑥上記②③にかなう制作物をインターネット上で公開することは可能ですが、pdfのみが転用されないようご留意ください。学術論文（雑誌や書籍への投稿・執筆）に転載をご希望の場合は、当社編集管理課まで別途、転載許可をお申し出ください。

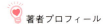 **著者プロフィール**

松村　啓史（まつむら・ひろし）

　1953年、京都生まれ。1976年、関西学院大学経済学部を卒業し、テルモ（株）入社。2000年、米国ペンシルバニア大学Wharton School卒業（AMP）。2001年、執行役員就任、経営企画室長 兼 研究開発部長。2002年、取締役執行役員 経営企画室長に就任。その後、常務執行役員、専務執行役員、副社長、代表取締役 副社長を歴任。2017年、顧問就任。同年7月よりコニカミノルタ株式会社アドバイザー。2018年、昭和女子大学 ビジネスデザイン学科 客員教授、事業構想大学 客員教授。東京医科歯科大学大学院、北里大学看護学部、昭和大学、埼玉医科大学等の非常勤講師、日本看護協会、都道府県看護協会および医師会、病院協会の管理者研修講師、広島県看護連盟相談役を務める。

　著書に、『看護部が変われば病院は変わる！』（日本看護協会出版会）、『ナイチンゲールに学ぶときめきの経営学』、『看護管理者のための「幸せ交渉術」』、『アートにあふれる看護のリーダー湿布』『未来を拓く 愛と希望の看護』（以上、メディカ出版）など多数。

ナイチンゲール、ドラッカー、
クリステンセンに学ぶ 看護イノベーション
－あなたも組織も元気になる
今日からできるアイデア満載！

2017年9月1日発行　第1版第1刷
2018年11月20日発行　第1版第3刷

著　者　松村 啓史
発行者　長谷川 素美
発行所　株式会社メディカ出版
　　　　〒532-8588
　　　　大阪市淀川区宮原3-4-30
　　　　ニッセイ新大阪ビル16F
　　　　http://www.medica.co.jp/

編集担当　粟本安津子
校正協力　エイド出版、丸井千絵
装　　幀　市川さつき（ISSHIKI）
本文イラスト　水落ゆうこ
印刷・製本　株式会社シナノ パブリッシング プレス

Ⓒ Hiroshi MATSUMURA, 2017

本書の複製権・翻訳権・翻案権・上映権・譲渡権・公衆送信権（送信可能化権を含む）は、（株）メディカ出版が保有します。

ISBN978-4-8404-6191-7　　Printed and bound in Japan

当社出版物に関する各種お問い合わせ先（受付時間：平日9:00～17:00）
●編集内容については、編集局 06-6398-5048
●ご注文・不良品（乱丁・落丁）については、お客様センター 0120-276-591
●付属のCD-ROM、DVD、ダウンロードの動作不具合などについては、
　デジタル助っ人サービス 0120-276-592